FITOTERAPIA AVANÇADA

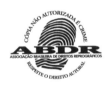
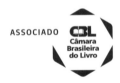

C387f Cechinel Filho, Valdir.
Fitoterapia avançada : uma abordagem química, biológica e nutricional / Valdir Cechinel Filho, Camile Cecconi Cechinel Zanchett. – Porto Alegre : Artmed, 2020.
208 p. : il. ; 25 cm.

ISBN 978-65-81335-14-4

1. Plantas medicinais. 2. Farmácia. 3. Matéria médica vegetal. 4. Medicamentos – Origem vegetal. I. Zanchett, Camile Cecconi Cechinel. II. Título.

CDU 633.8

Catalogação na publicação: Karin Lorien Menoncin – CRB 10/2147

Valdir
CECHINEL FILHO

Camile Cecconi Cechinel
ZANCHETT

FITOTERAPIA AVANÇADA

UMA ABORDAGEM QUÍMICA, BIOLÓGICA E NUTRICIONAL

Porto Alegre
2020

© Grupo A Educação S.A., 2020

Gerente editorial: *Letícia Bispo de Lima*

Colaboraram nesta edição:

Editora: *Simone de Fraga*
Capa: *Márcio Monticelli*
Preparação de originais: *Carine Garcia Prates*
Leitura final: *Caroline Castilhos Melo*
Projeto gráfico e editoração: *TIPOS – design editorial e fotografia*

Reservados todos os direitos de publicação ao GRUPO A EDUCAÇÃO S.A.
(Artmed é um selo editorial do GRUPO A EDUCAÇÃO S.A.)
Av. Jerônimo de Ornelas, 670 – Santana
90040-340 – Porto Alegre – RS
Fone: (51) 3027-7000 – Fax: (51) 3027-7070

SÃO PAULO
Rua Doutor Cesário Mota Jr., 63 – Vila Buarque
01221-020 – São Paulo – SP
Fone: (11) 3221-9033

SAC 0800 703-3444 – www.grupoa.com.br

É proibida a duplicação ou reprodução deste volume, no todo ou em parte, sob quaisquer formas ou por quaisquer meios (eletrônico, mecânico, gravação, fotocópia, distribuição na Web e outros), sem permissão expressa da Editora.

IMPRESSO NO BRASIL
PRINTED IN BRAZIL

APRESENTAÇÃO

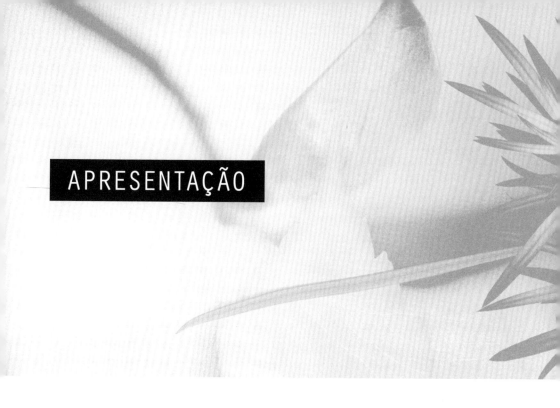

Com o objetivo de reunir em uma mesma obra as abordagens química, biológica e nutricional, *Fitoterapia avançada* enfatiza desde a parte conceitual até as comprovações científicas, práticas de mercado e legislação vigente, com relevantes exemplos utilizando imagens de plantas, algumas delas apresentadas em um encarte colorido. Nesse contexto, o capítulo 1 aborda as questões conceituais e os aspectos práticos referentes à fitoterapia, enquanto o capítulo 2 diferencia fitoterápicos e nutracêuticos. O capítulo 3 descreve as principais classes de princípios ativos encontradas nos fitoterápicos e responsáveis por seus efeitos terapêuticos. O capítulo 4 remete às plantas comprovadamente eficazes e seguras e seus respectivos estudos clínicos, enquanto o capítulo 5 trata da prescrição de plantas medicinais e fitoterápicos de acordo com a legislação vigente. O capítulo 6 aborda as interações entre plantas, nutrientes e medicamentos. O capítulo 7 enfatiza a importância da fitoterapia nos ciclos da vida, enquanto o capítulo 8 trata do uso de fitoterápicos e nutracêuticos no tratamento de distúrbios endócrinos do homem e da mulher. O capítulo 9 dedica-se a um tema promissor e pouco explorado, as Plantas Alimentícias Não Convencionais (PANCS). Por fim, o capítulo 10 reúne alguns exemplos práticos, bem como alguns cuidados inerentes ao uso da fitoterapia na saúde pública.

OS AUTORES

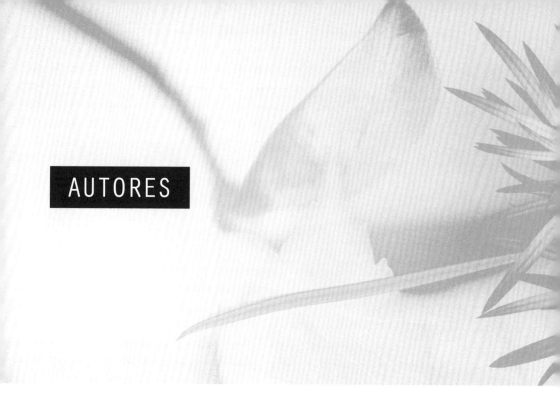

AUTORES

- **VALDIR CECHINEL FILHO**

Professor e pesquisador da Universidade do Vale do Itajaí (Univali). Coordenador do Núcleo de Investigações Químico-Farmacêuticas (Niqfar) da Univali e das Redes RIBIOFAR e RIBECANCER (CYTED/CNPq). Reitor da Univali. Doutor em Química Orgânica pela Universidade Federal de Santa Catarina (UFSC).

- **CAMILE CECCONI CECHINEL ZANCHETT**

Professora de cursos de Pós-graduação em diferentes Instituições de Ensino presenciais e a distância no Brasil. Nutricionista pela Univali. Mestre e Doutora em Ciências Farmacêuticas pela Univali. Pós-graduada em Fitoterapia aplicada à Nutrição e em Nutrição aplicada à Estética.

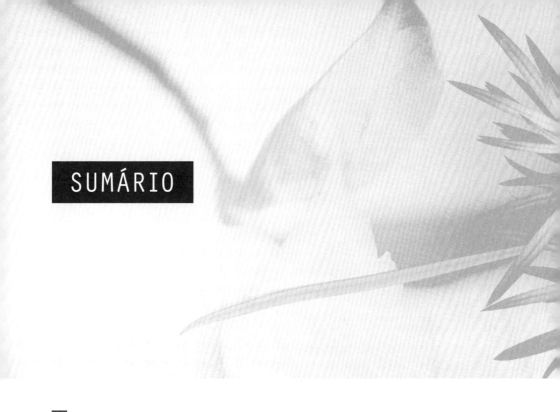

SUMÁRIO

1
FITOTERAPIA AVANÇADA:
ASPECTOS TEÓRICOS, PRÁTICOS E MERCADOLÓGICOS   11

2
FITOTERÁPICOS E NUTRACÊUTICOS:
DA PROSPECÇÃO AO MERCADO   25

3
PRINCIPAIS CLASSES DE PRINCÍPIOS ATIVOS NATURAIS:
MÉTODOS DE OBTENÇÃO E AÇÕES BIOLÓGICAS/FARMACOLÓGICAS   49

4
ESTUDOS CLÍNICOS DE PLANTAS MEDICINAIS
E FITOTERÁPICOS: AVANÇOS, PERSPECTIVAS E INTERAÇÃO
NAS UNIVERSIDADES E NAS INDÚSTRIAS FARMACÊUTICAS   69

5
PRESCRIÇÃO DE PLANTAS MEDICINAIS E FITOTERÁPICOS
DE ACORDO COM A LEGISLAÇÃO   85

6
PRINCIPAIS INTERAÇÕES ENTRE PLANTAS,
NUTRIENTES E MEDICAMENTOS E A RESPONSABILIDADE
DO PROFISSIONAL PRESCRITOR — 99

7
FITOTERAPIA NOS CICLOS DA VIDA:
DA GESTAÇÃO À TERCEIRA IDADE — 117

8
FITOTERAPIA E NUTRACÊUTICOS NA SAÚDE
DA MULHER E DO HOMEM: DISTÚRBIOS ENDÓCRINOS — 137

9
PLANTAS ALIMENTÍCIAS NÃO CONVENCIONAIS (PANCs) — 165

10
FITOTERAPIA NA SAÚDE PÚBLICA: PANORAMA ATUAL — 185

ÍNDICE — 201

1
FITOTERAPIA AVANÇADA:
ASPECTOS TEÓRICOS, PRÁTICOS E MERCADOLÓGICOS

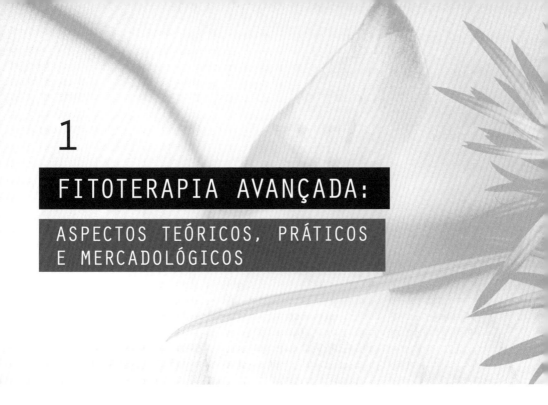

> Neste capítulo, a fitoterapia será abordada como concreta possibilidade terapêutica, enfatizando questões conceituais e aspectos práticos com exemplos marcantes de medicamentos de origem vegetal, considerando a importância da química medicinal clássica e moderna para a descoberta de novos agentes medicinais. Além disso, serão discutidas algumas vantagens e desvantagens no uso de medicamentos fitoterápicos, e será resumida uma abordagem mercadológica considerando o mercado brasileiro de fitoterápicos.

FITOTERAPIA: ASPECTOS CONCEITUAIS E HISTÓRICOS IMPORTANTES

Antes de adentrar especificamente ao tema, é importante relembrar os aspectos conceituais preconizados pela Agência Nacional de Vigilância Sanitária (Anvisa)[1] em relação às plantas e seus derivados. Nesse contexto,

> [...] as plantas medicinais são aquelas capazes de aliviar ou curar enfermidades e têm tradição de uso como remédio em uma população ou comunidade. Para usá-las, é preciso conhecer a planta e saber onde colhê-la, e como prepará-la. Normalmente são utilizadas na forma de chás e infusões. Quando a planta me-

dicinal é industrializada para se obter um medicamento, tem-se como resultado o fitoterápico. O processo de industrialização evita contaminações por microrganismos e substâncias estranhas, além de padronizar a quantidade e a forma certa que deve ser usada, permitindo uma maior segurança de uso. Os fitoterápicos industrializados devem ser regularizados na Anvisa antes de serem comercializados. Fitoterápicos também podem ser manipulados em farmácias de manipulação autorizadas pela vigilância sanitária e, neste caso, não precisam de registro sanitário, mas devem ser prescritos por profissionais habilitados.

Já os fitofármacos são compreendidos como moléculas bioativas puras, obtidas a partir de plantas terrestres, enquanto os fármacos, também chamados de medicamentos alopáticos ou drogas, são compreendidos como remédios obtidos geralmente por meio de síntese orgânica, embora existam algumas controvérsias em relação aos termos mais adequados a serem utilizados.[2]

As plantas medicinais, utilizadas na preparação de fitoterápicos, são importantes fontes de novos, eficazes e seguros medicamentos, além de fornecerem subsídios para a preparação de fitofármacos e fármacos sintéticos, conforme será visto mais detalhadamente neste e em outros capítulos desta obra.

São muitos os artigos de revisão, capítulos de livro e livros que tratam da importância histórica dos medicamentos obtidos direta ou indiretamente a partir de produtos naturais, especialmente de plantas medicinais.[3-7]

Vários países utilizam as plantas *in natura* e/ou suas preparações caseiras ou fitoterápicos como recurso terapêutico para a cura e o tratamento das mais distintas doenças, muitas delas ainda sem cura ou profilaxia adequada, ocasionando um considerável crescimento no consumo.

Além do fácil acesso, o referido crescimento está relacionado à automedicação, aos custos mais baixos do que os medicamentos alopáticos, à ausência ou ao mínimo de efeitos colaterais, à equivocada crença de que "tudo que é natural é benéfico" e, principalmente, aos promissores resultados verificados em estudos pré-clínicos e clínicos e à devida divulgação dessas informações pelos mais variados meios, incluindo mídias sociais, periódicos científicos, eventos científicos, entre outros.[5]

A importância das plantas e dos seus derivados para a saúde humana está mais do que comprovada, não apenas pelos promissores dados demonstrados na prática e pela literatura (alguns deles serão vistos no decorrer deste livro), mas pelos distintos e relevantes medicamentos descobertos ao longo de cada ano, muitos deles relacionados direta ou indiretamente às plantas. Além disso, há o reconhecimento de inúmeros trabalhos na área que já foram contemplados por um dos prêmios mais importantes da humanidade na área científica, o Prêmio Nobel de Medicina.

Até o presente, muitos cientistas que trabalham na área de produtos naturais bioativos foram contemplados por seus estudos relevantes para a humanidade,[4] sendo o mais recente outorgado para a cientista chinesa Tu Youyou (Prêmio Nobel de Medicina de 2015) – que está atualmente com quase 90 anos – pelos avanços na área da malária. Essa doença é considerada negligenciada, em especial pela descoberta do agente antimalárico artemisinina (Figura 1.1), a partir de estudos da Medicina Tradicional Chinesa, beneficiando milhões de pessoas que vivem nas regiões mais pobres do planeta.[4,8]

Os renomados pesquisadores americanos Gordon Cragg e David Newman têm publicado periodicamente relevantes artigos de revisão em revistas científicas especializadas e conceituadas. Esses artigos demonstram a importância inequívoca dos produtos naturais, especialmente das plantas terrestres e dos produtos marinhos para a medicina, particularmente com foco na área do câncer,[9-12] doença considerada uma das principais causas de mortalidade em todo o mundo.

Nesse contexto, cabe destacar um dos mais populares e citado artigo desses autores,[9] que descreve os medicamentos relacionados aos produtos naturais, detalhando aqueles aprovados pela Food and Drug Administration (FDA), órgão regulatório norte-americano similar à Anvisa no Brasil.

A Figura 1.2 indica, de forma resumida, as principais fontes de novos fármacos/medicamentos descobertos entre 1981 e 2010, sendo que aproximadamente 70% estão relacionados, de forma direta ou indireta (substância pura ou usada como modelo para síntese ou semissíntese), com os produtos naturais, especialmente plantas terrestres e produtos marinhos.

Continuando seus estudos, esses autores publicaram, em 2016,[12] um artigo similar, mas com dados até o ano de 2014, confirmando que a área de produtos naturais continua sendo pródiga e relevante na produção de moléculas com potencial terapêutico e com reais perspectivas de tornarem-se novos e eficazes medicamentos, especialmente contra os vários tipos de câncer.

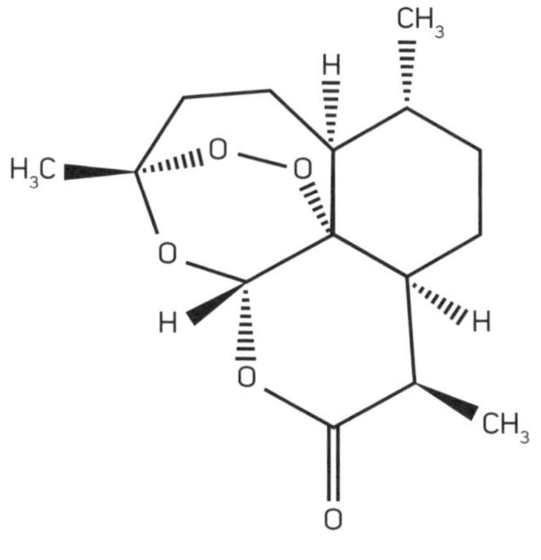

FIGURA 1.1
Estrutura molecular da substância artemisinina, obtida a partir de *Artemisia annua* L. e outras espécies vegetais.

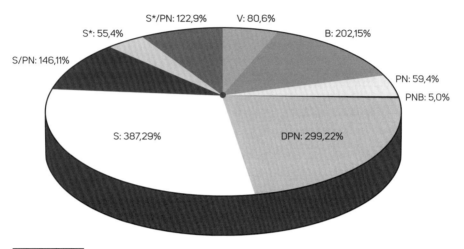

FIGURA 1.2
Todos os novos fármacos/medicamentos aprovados entre 1/1/1981 e 21/12/2010.
Fonte: Newman e Cragg.[9]
As categorias indicadas na Figura 1.2 são: S – medicamento totalmente sintético; S* – medicamento obtido por síntese, mas relacionado com produto natural (p. ex., farmacóforo); DPN – medicamento derivado de produto natural; PN – medicamento natural; B – medicamento de origem biológica; V – vacinas.

A riquíssima biodiversidade brasileira é um fator importante que poderia impulsionar o desenvolvimento da indústria de fitoterápicos nacional. No entanto, somente nos últimos anos tem-se avançado nessa área no Brasil, com poucos, porém relevantes, exemplos de sucesso, como é o caso do medicamento fitoterápico Acheflan®, que será discutido ao longo deste livro. Mesmo sendo responsável por cerca de um terço das plantas existentes no planeta, outros países mais desenvolvidos, como os Estados Unidos, o Japão e os países europeus, são os que mais manufaturam e comercializam produtos naturais.[13]

Acredita-se que o Brasil possua em torno de 45 mil espécies vegetais, sendo que apenas 5 a 10% dessas plantas foram ou estão sendo avaliadas cientificamente buscando a comprovação de sua eficácia terapêutica e na elucidação de seus princípios ativos, destacando-se que incontáveis, relevantes e promissores resultados têm sido continuamente descritos na literatura pelos diversos grupos de pesquisadores brasileiros ou em parceria com renomadas instituições estrangeiras.[3,14]

Anualmente, observa-se um imensurável aumento na quantidade de pesquisas em todo o mundo em busca de substâncias ativas, especialmente a partir de plantas terrestres, organismos marinhos, insetos e microrganismos, confirmado pelo incremento crescente de publicações científicas, congressos e simpósios na área e pelo surgimento de inúmeros novos periódicos. Contudo, a obtenção de uma substância relevante com as propriedades requeridas para um medicamento em potencial é algo extremamente complexo, oneroso e difícil, constituindo-se a medicina popular ou tradicional em excelente ferramenta estratégica aliada dos cientistas e indústrias farmacêuticas, contribuindo significativamente na busca de novos agentes medicinais naturais.[5]

A IMPORTÂNCIA DA QUÍMICA MEDICINAL CLÁSSICA E MODERNA PARA A DESCOBERTA DE NOVOS AGENTES MEDICINAIS

É inegável a contribuição da química medicinal para a descoberta de novos e efetivos medicamentos, sejam oriundos de produtos naturais, relacionados ou puramente sintéticos.

A química medicinal está associada a vários aspectos inseridos na busca de substâncias com potencial terapêutico, incluindo desde a invenção, a descoberta, o planejamento e a preparação de substâncias biologicamente ativas.[15]

A utilização de estudos envolvendo métodos de correlação entre estrutura e atividade biológica, seguindo a química medicinal clássica (via modificação estrutural para a obtenção de derivados ou síntese de análogos), pode permitir a análise dos principais parâmetros estruturais ou físico-químicos envolvidos na atividade biológica de substâncias de interesse. Os métodos de correlação podem ser qualitativos (detecção de grupos funcionais ou partes importantes da molécula para a atividade biológica), semiquantitativos (p. ex., métodos desenvolvidos por Topliss ou Lipinski) ou quantitativos (p. ex., o método de Hansch), e todos permitem a predição ou a síntese racional de moléculas com potencial para transformar-se em futuros fármacos.[3,15,16]

Em relação às estratégias de síntese na descoberta de fármacos, o emprego da síntese orientada pela diversidade estrutural tem sido bem-sucedido para o desenvolvimento de importantes agentes medicinais, conforme recentemente revisado por Sangi.[17]

A partir de 1980, observaram-se importantes avanços na área de química medicinal, sendo que duas técnicas foram essenciais para o início da química medicinal moderna – a química combinatória e a triagem de alto rendimento (HTS, do inglês *high-throughput screening*), cujos conceitos e importância histórica e atual podem ser amplamente encontrados na literatura.[3,16]

Resumidamente, são técnicas que permitem avaliar o potencial biológico de milhares (ou até milhões) de novas substâncias de forma muito rápida, permitindo subsídios para a continuidade dos estudos experimentais, visando ao desenvolvimento de novos fármacos. Essas técnicas ainda são utilizadas pelas grandes indústrias farmacêuticas, especialmente a HTS.[3]

O desenho racional de fármacos, estratégia exitosa na busca de subsídios para o desenvolvimento de fármacos, envolve técnicas de *screening* virtual, por meio computacional, em que se testa moléculas usando descritores moleculares relacionados com a atividade biológica. As metodologias utilizadas requerem a elucidação de um farmacóforo (fragmento molecular responsável por ou necessário para ocorrer o efeito biológico) e um sítio ativo de um alvo específico.[3]

A biodiversidade, particularmente a flora terrestre e os produtos marinhos, é pródiga na produção de substâncias de inimaginável diversidade molecular, biossintetizando estruturas moleculares que dificilmente o homem proporia obter em laboratórios utilizando a síntese orgânica. Essa diversidade estrutural, além de distintos e surpreendentes mecanismos de ação, tem sido fundamental para a incessante busca de novas moléculas de origem natural, que podem ser aplicadas terapeuticamente de forma pura (fitofármaco), em misturas nos extratos ou frações obtidas de plantas (fitoterápicos) ou usadas como modelos para a síntese de derivados e/ou análogos (fármacos). A natureza, portanto, é essencial para as descobertas de novos e efetivos agentes medicinais, sendo responsável, conforme já mencionado, por cerca de 70% dos medicamentos disponíveis no mercado farmacêutico.

Uma das maiores autoridades brasileiras na área de química medicinal, o renomado Prof. Dr. Eliezer Barreiro, tem sido incansável na busca de novos agentes medicinais "que falem português" utilizando distintas estratégias de desenho e planejamento racional de novos fármacos.[16] Seus estudos, realizados no Brasil e/ou com colaboradores no exterior, têm contribuído imensamente para a formação de recursos humanos nessa importante e estratégica área e levado a relevantes avanços da química medicinal no País. Destacam-se importantes descobertas de protótipos, muitos deles patenteados, com possibilidades de aplicação em doenças infecciosas, inflamatórias e distintos tipos de câncer.

MEDICAMENTOS FITOTERÁPICOS: VANTAGENS E DESVANTAGENS

É inegável o crescimento mundial do uso de plantas medicinais e/ou fitoterápicos para o tratamento das mais distintas moléstias que afligem o homem. No Brasil, a situação é similar, porém muitas vezes foge do controle regulatório, sanitário, etc. Conforme abordado ao longo desta obra, nossa rica flora tem proporcionado a descoberta de relevantes plantas com potencial terapêutico, além de alguns importantes fitoterápicos, como é o caso do anti-inflamatório Acheflan®, que será discutido com mais detalhes posteriormente.

As vantagens atribuídas ao referido aumento de uso de plantas medicinais e fitoterápicos consistem em vários fatores, mas principalmente estão relacionadas aos valores muito mais baixos em comparação aos remédios alopáticos e a seus comprovados efeitos benéficos à saúde, conforme atestam, inequivocamente, os promissores resultados obtidos e publicados pelos cientistas brasileiros. Por outro lado, mesmo com o referido aumento em relação ao uso, a rica biodiversidade e os resultados altamente promissores, os investimentos tanto por parte do governo quanto por parte das indústrias ainda são muito incipientes na área, carecendo de políticas induzidas que envolvam o governo, as universidades e as indústrias farmacêuticas.

Em comparação aos fármacos, o desenvolvimento de fitoterápicos torna-se muito menos oneroso, e em menor tempo, conforme relatado exaustivamente na literatura e por declarações de cientistas vinculados às indústrias farmacêuticas.[2,3]

Mais detalhes sobre as questões regulatórias serão descritos no Capítulo 4.

A seguir estão listadas, de forma resumida e na visão dos autores e de dados obtidos da literatura,[2,3,13] algumas vantagens e desvantagens para a produção de medicamentos de origem vegetal no País.

VANTAGENS

- Existência de imensa flora, correspondendo a cerca de um terço da flora mundial.
- Diversidade de estruturas moleculares produzidas pelas plantas: diferentes classes de substâncias produzidas, incluindo flavonoides, alcaloides, terpenos, entre outras (ver Capítulo 3).
- Baixos efeitos tóxicos ou colaterais: geralmente são destituídos de efeitos adversos ao organismo humano.
- Uso crescente de fitoterápicos no sistema público de saúde: mais detalhes serão apresentados no Capítulo 10.
- Interações sinérgicas entre os componentes químicos do fitoterápico, atuando por diferentes mecanismos de ação.
- Crença, pela população e pela classe médica, no potencial terapêutico dos fitoterápicos: alguns cursos de medicina, por exemplo, têm implementado a disciplina de Fitoterapia, ocasionando maior adesão da classe médica à receita de medicamento.
- Possibilidade de cultivo em alta escala de material vegetal para uso como insumo na produção de fitoterápicos: o País possui áreas com climas propícios para o cultivo de plantas.
- Imensa quantidade de cientistas brasileiros trabalhando no País, muitos com parcerias internacionais.
- Investimento muito menor em relação à produção de medicamentos alopáticos: acredita-se que o investimento seja de 10 a 100 vezes menor, dependendo do caso e da finalidade.
- Para a padronização de fitoterápicos, requer-se somente uma substância marcadora, não necessariamente o principal princípio ativo.
- A homologação da Lei da Biodiversidade (Lei nº 13.123), sancionada em 20 de maio de 2015, com a intenção de evitar a burocracia, combater a biopirataria e garantir a repartição de benefícios obtidos a partir do uso da biodiversidade de forma justa e equitativa.

DESVANTAGENS

- Necessidade de interação de diferentes profissionais: além de farmacêuticos, biólogos e médicos, profissionais das áreas de botânica, química e agronomia também são imprescindíveis.

- Controle de qualidade de fitoterápicos em função da inconstante qualidade e quantidade dos componentes presentes na(s) planta(s), pois vários fatores sazonais e ambientais atuam na produção dos princípios ativos.
- Estabilidade de produtos fitoterápicos: independentes de fatores externos (luz, temperatura), muitas vezes ocorrem reações internas em função da imensa quantidade de substâncias que provocam degradação de princípios responsáveis pela atividade biológica apregoada.
- Dificuldade de domesticação de algumas plantas: algumas plantas medicinais selvagens apresentam dificuldade de domesticação para seu cultivo, necessitando de estratégias para produção de plantas com a qualidade desejada/adequada.
- Dificuldade de patenteamento: mais da metade dos pedidos de patentes de fitoterápicos são indeferidos, arquivados ou descontinuados em função das dificuldades técnicas para as respostas.
- Relação complexa, muitas vezes difícil, com os indígenas, detentores de importantes informações etnomedicinais, em função de aspectos relacionados à biopirataria, ao pagamento de *royalties* e ao estabelecimento de confiança na relação profissional.
- Biopirataria descontrolada de nossas plantas, especialmente na Amazônia, muitas vezes permitindo que os estrangeiros publiquem/patenteiem antes dos cientistas brasileiros.
- Lei da Biodiversidade: ao contrário do que foi descrito nas Vantagens, acredita-se que, na prática, essa lei criou barreiras para Pesquisa & Desenvolvimento (P&D), trazendo obstáculos às patentes e à inovação, além de dificultar as colaborações internacionais.

Em relação às questões supramencionadas, é de extrema importância o papel regulador da Anvisa, no sentido de evitar que produtos fitoterápicos ineficazes ou com efeitos toxicológicos que comprometam a saúde sejam utilizados pela população, não apenas agravando algumas doenças, mas também levando o paciente a óbito.

MEDICAMENTOS OBTIDOS A PARTIR DE SUBSTÂNCIAS NATURAIS ABUNDANTES OU PROTÓTIPOS: ALGUNS EXEMPLOS PRÁTICOS

Algumas plantas são capazes de produzir substâncias ativas com concentração abundante, possibilitando otimizar a produção de fitofármacos sem passar pelos processos de síntese. Podem-se ilustrar os casos da pilocarpina e da rutina, ambas obtidas pela Merck no Brasil em fazendas no Maranhão; a primeira é obtida a partir do jaborandi (*Pilocarpus microphyllus* Stapf ex Wardleworth), utilizada na preparação de medicamentos contra problemas oculares, e a segunda é obtida a partir da fava-d'anta (*Dimorphandra mollis* Benth.), usada na preparação de medicamentos para doenças relacionadas à circulação sanguínea.

No entanto, são raros os casos em que as substâncias majoritárias possuem as condições para atuar como fitofármaco. Nesse contexto, pode-se lançar mão de uma importante estratégia para otimização dos efeitos terapêuticos utilizando estudos de modificação molecular, também conhecida como variação molecular ou manipulação molecular, constituindo-se, certamente, no método mais usado e recompensador para otimizar a atividade biológica.

Dependendo da estrutura molecular, várias mudanças podem ser introduzidas em uma molécula, dependendo de seus grupos/centros reativos, especialmente aqueles mais suscetíveis a reações mais fáceis e que geram rendimentos satisfatórios, como a presença de grupos carbonila, hidroxila e duplas ligações, entre outros. Geralmente, as modificações estruturais realizadas objetivam introduzir grupamentos que conferem à substância em estudo uma maior ou menor hidrofobicidade ou grupos doadores e/ou aceptores de elétrons, permitindo posteriormente a aplicação de algum método de correlação entre a estrutura química e a atividade biológica, que pode ser tanto qualitativa quanto quantitativa (SAR e QSAR) ou, ainda, técnicas da química medicinal moderna, conforme já mencionadas anteriormente neste capítulo.

Entre os inúmeros exemplos de medicamentos (fármacos) obtidos por modificações estruturais, serão ilustrados dois casos a seguir.[18]

Ácido acetilsalicílico (AAS, Aspirina®) (Figura 1.3): fármaco com potencial terapêutico de grande amplitude, especialmente como analgésico e anti-inflamatório, considerado o primeiro fármaco sintético (em 1889) obtido a partir de plantas, no caso da salicina (Figura 1.4) presente em *Spirea* sp.

Flavopiridol (alvocibid) (Figura 1.5): fármaco com potencial anticâncer (especialmente leucemia mieloide aguda) e outras patologias, obtido a partir do alcaloide rohitukine (Figura 1.6), extraído de uma planta indiana, a *Amoora rohituka* (Roxb.) Wight & Arn.

Outro importante aspecto relacionado ao estudo de plantas medicinais com a finalidade de obtenção de medicamentos envolve a utilização das substâncias naturais

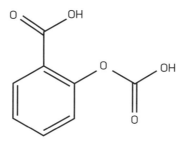

FIGURA 1.3
Estrutura molecular da substância ácido acetilsalicílico.

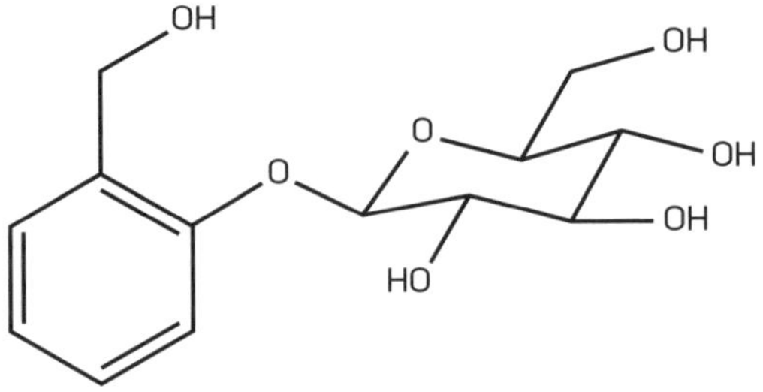

FIGURA 1.4
Estrutura molecular da substância salicilina.

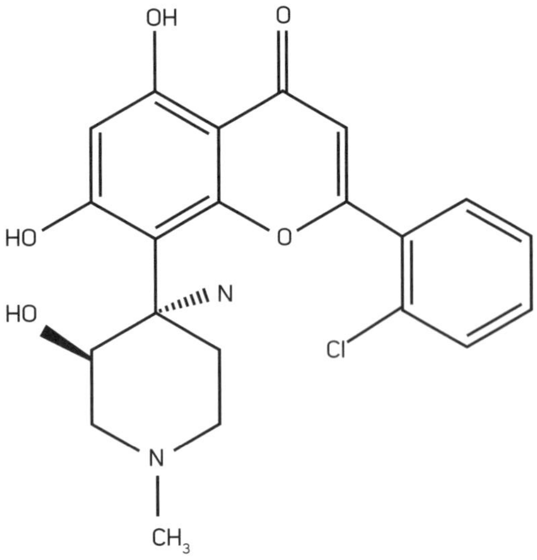

FIGURA 1.5
Estrutura molecular da substância flavopiridol.

ativas como protótipo para a síntese de substâncias análogas mais potentes, seguras e seletivas, que podem, muitas vezes, ser produzidas mais facilmente e/ou a custos menores. Inúmeros fármacos relevantes que estão disponíveis no mercado farmacêutico foram obtidos sinteticamente com base nessa metodologia, como é o caso do sildenafila (Figura 1.7),[19] medicamento amplamente utilizado para disfunção erétil, com a contribuição de metilxantinas, como a teofilina (Figura 1.8), uma dimetilxantina natural presente no cacau, no chá-verde, etc., relacionada com a cafeína e descrita como broncodilatadora e com outras importantes ações terapêuticas.

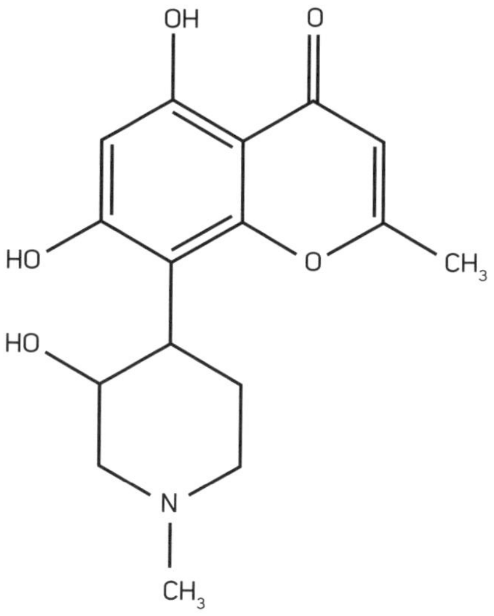

FIGURA 1.6
Estrutura molecular da substância alcaloide rohitukine.

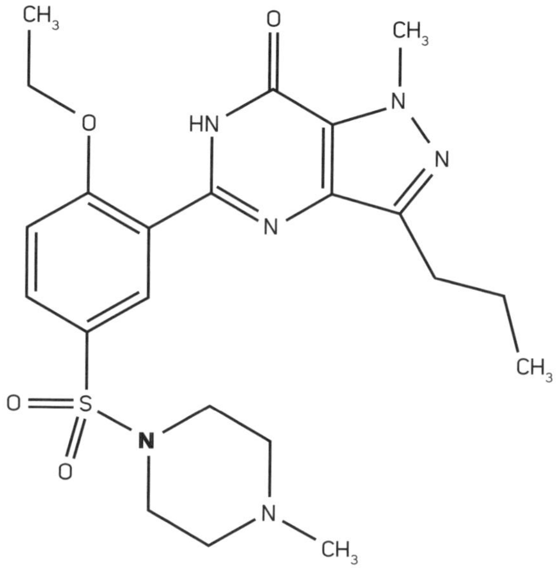

FIGURA 1.7
Estrutura molecular da substância sildenafila.

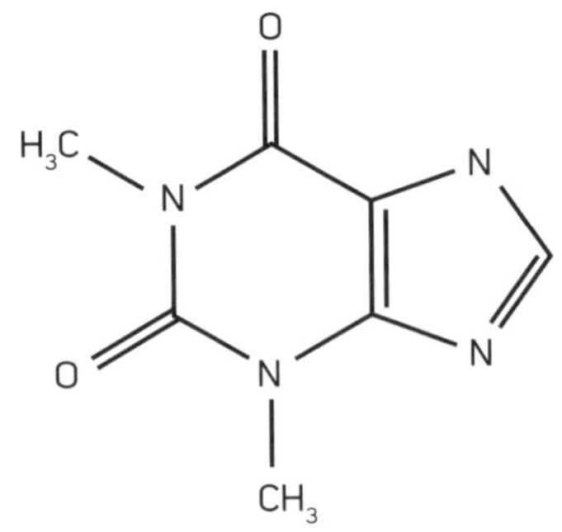

FIGURA 1.8
Estrutura molecular da substância teofilina.

Inúmeros exemplos de fármacos disponíveis no mercado farmacêutico mundial para o tratamento e a cura das mais variadas doenças estão descritos na literatura.[11,18-20]

ASPECTOS MERCADOLÓGICOS DE FITOTERÁPICOS

É notória a expansão do mercado de fitoterápicos em todo o mundo, e essa evolução também abrange o mercado brasileiro.[15,21,22]

Estima-se um crescimento de 12% ao ano em relação à comercialização de fitoterápicos no Brasil, que atingiu a cifra de quase US$ 550 milhões em 2015, nas mais distintas formulações, conforme indicado a seguir.[22]

- Sólidos orais: US$ 375,3 milhões.
- Líquidos orais: US$ 152 milhões.
- Formas tópicas: US$ 21,9 milhões.
- Formas de administração vaginal: US$ 3,2 milhões.
- Formas tópicas para mucosa oral: US$ 1,8 milhão.

As classes terapêuticas mais vendidas no País pertencem às dos hipnóticos e sedativos (US$ 83,1 milhões) e expectorantes (US$ 72,6 milhões).

As plantas mais empregadas,[22] algumas importadas, são as espécies *Hedera helix* L., *Ginkgo biloba* L., *Cassia fistula* L. + *Senna alexandrina* Mill., *Passiflora incarnata* L., *Crataegus oxyacantha* L.+ *Salix alba* L. e *Plantago ovata* Forssk., considerando o número de unidades farmacêuticas.

A tendência, conforme já mencionado, é de crescimento desse mercado no País, especialmente se considerarmos algumas importantes propostas que vêm sendo discutidas para o futuro da fitoterapia no Brasil, como: i) oportunizar uma maior adesão da classe médica, conhecendo melhor o tema e prescrevendo fitoterápicos para a população; ii) ampliar o uso de fitoterápicos na saúde pública (tema do Capítulo 10); iii) viabilizar junto à população maior conscientização da eficácia da fitoterapia como possibilidade terapêutica; e iv) oportunizar maior interação entre as universidades, o governo e as indústrias, visando ao desenvolvimento de novos e efetivos fitoterápicos considerados estratégicos para a saúde humana.

CONSIDERAÇÕES FINAIS

A biodiversidade, particularmente as plantas terrestres, é pródiga na produção de um arsenal das mais diferentes substâncias pertencentes às mais distintas classes de substâncias orgânicas, inúmeras delas com relevante potencial terapêutico para o tratamento das mais leves às mais graves patologias que acometem os seres humanos, como o câncer e as doenças coronárias, que respondem pela grande maioria dos óbitos, pela doença de Alzheimer, pela síndrome da imunodeficiência humana, pela depressão, etc.

Apesar de a literatura demonstrar constantemente promissoras notícias sobre essa área, como a descoberta de antigas moléculas com novos usos e vice-versa, viabilizando disponibilizar medicamentos que possam minimizar males que até pouco tempo não tinham cura ou esperança de cura, a sensação é de que seria possível fazer muito mais.

A comunidade científica, especialmente a brasileira, tem trabalhado continuamente nas áreas que envolvem a pesquisa e o desenvolvimento de novos medicamentos de origem natural, com relevantes publicações científicas. No entanto, existe uma barreira para que as descobertas sejam transformadas em produtos farmacêuticos inovadores.

Mesmo que as plantas consistam em excelentes e estratégicas fontes de matérias-primas e modelos para novos medicamentos e que o Brasil possua a maior biodiversidade do planeta, não há suficiente avanço nessa área, que atualmente carece de condições e políticas que incentivem uma efetiva interação envolvendo o governo, a universidade e as indústrias farmacêuticas na busca de novos, seguros e efetivos medicamentos oriundos da biodiversidade brasileira.

REFERÊNCIAS

1. Agência Nacional de Vigilância Sanitária. Fitoterápicos [Internet]. Brasília: Anvisa; c2020 [capturado em 11 fev. 2020]. Disponível em: http://portal.anvisa.gov.br/fitoterapicos.
2. Yunes RA, Pedrosa RC, Cechinel Filho V. Fármacos e fitoterápicos: a necessidade do desenvolvimento da indústria de fitoterápicos e fitofármacos no Brasil. Quim Nova. 2001;24(1):147-52.
3. Yunes RA, Cechinel Filho V. Novas perspectivas dos produtos naturais na química medicinal moderna. In: Yunes RA, Cechinel Filho V, editores. Química de produtos naturais, novos fármacos e a moderna farmacognosia. Itajaí: Univali; 2016. p. 12-39.
4. Berlinck RGS, Borges WS, Scotti MT, Vieira PC. A química de produtos naturais do Brasil do século XXI. Quim Nova. 2017;40(6):706-10.

5. Cechinel Filho V. Medicamentos de origem vegetal: atualidades, desafios, perspectivas. Itajaí: Univali; 2017.
6. Cechinel Filho V, editor. Natural products as source of molecules with therapeutic potential: research & development, challenges and perspectives. Gewerbestrasse: Springer; 2018.
7. Beutler JA. Natural products as a foundation for drug discovery. Curr Protocols Pharmacol. 2019;86:e67.
8. Chipoline IC, Pacheco PAF. Prêmio Nobel de Medicina de 2015: reconhecida contribuição contra doenças negligenciadas. Rev Virtual Quim. 2016;8(3):1032-7.
9. Newman DJ, Cragg GM. Natural products as sources of new drugs over the 30 years from 1981 to 2010. J Nat Prod. 2012;75(3):311-35.
10. Cragg GM, Grothaus PG, Newman DJ. New horizons for old drugs and drug leads. J Nat Prod. 2012;77(3):703-23.
11. Cragg GM, Newman JD. Biodiversidade, um componente essencial na descoberta de fármacos. In: Yunes RA, Cechinel Filho V, editores. Química de produtos naturais, novos fármacos e a moderna farmacognosia. Itajaí: Univali; 2016.
12. Newman DJ, Cragg GM. Natural products as sources of new drugs over the 30 years from 1981 to 2014. J Nat Prod. 2016;79(3):629-61.
13. Klein T, Longhini R, Bruschi ML, Mello JCP. Fitoterápicos: um mercado promissor. Rev Ciênc Farm Básica Aplic. 2009;30(3):241-8.
14. Dutra RC, Campos MM, Santos AR, Calixto JB. Medicinal plants in Brazil: pharmacological studies, drug discovery, challenges and perspectives. Pharmacol Res. 2016;112:4-29.
15. Niero R. Fármacos, fitofármacos e fitoterápicos: abordagem econômica e de mercado. In: Bresolin TMB, Cechinel Filho V, editores. Fármacos e medicamentos, uma abordagem multidisciplinar. São Paulo: Santos; 2010. p. 1-15.
16. Barreiro EJB, Fraga CAM. Química medicinal: as bases moleculares da ação dos fármacos. Porto Alegre: Artmed; 2008.
17. Sangi DP. Estratégias de síntese na descoberta de fármacos: o emprego da síntese orientada pela diversidade estrutural. Quim Nova. 2016;39(8):995-1006.
18. Barreiro EJB, Fraga CAM, Lima LM. Natural products as lead compounds in medicinal chemistry. In: Cechinel Filho V, editor. Plant bioactivies and drug discovery: principles, practice, and perspectives. Hoboken: John Wilew & Sons; 2012. p. 81-126.
19. Barreiro EJ, Bolzani VS. Biodiversidade: fonte potencial para a descoberta de fármacos. Quim Nova. 2009;32(3):679-88.
20. San Feliciano A, Castro MA, Pérez-López JL, Del Olmo E. The importance of structural manipulation of natural compounds in drug discovery and development. In: Cechinel Filho V, editor. Plant bioactives and drug discovery: principles, practice, and perspectives. Hoboken: John Wilew & Sons; 2012. p. 127-60.
21. Hasenclever L, Paranhos J, Costa CR, Cunha G, Vieira D. A indústria de fitoterápicos brasileira: desafios e oportunidades. Ciênc Saúde Coletiva, 2017;22(8):2559-69.
22. Carvalho ACB, Lana TN, Perfeito JPS, Silveira D. The Brazilian market of herbal medicinal products and the impacts of the new legislation on traditional medicines. J Ethnopharmacol. 2018;212:29-35.

LEITURA RECOMENDADA

Veiga P. Na luta por fármacos "que falem português" [Internet]. Goiânia: UFG; 2013 [capturado em 11 fev. 2020]. Disponível em: http://jornal.ufg.br/n/47508-na-luta-por-farmacos-que-falem-portugues.

2
FITOTERÁPICOS E NUTRACÊUTICOS:
DA PROSPECÇÃO AO MERCADO

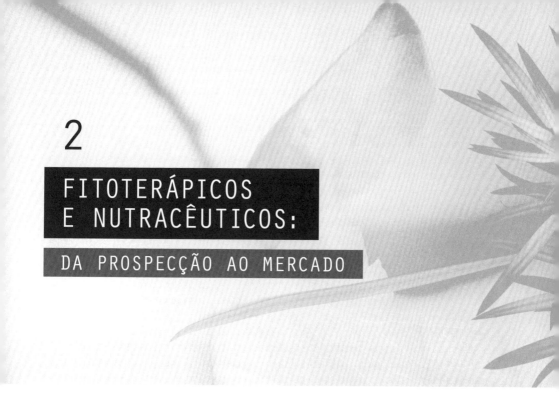

> Neste capítulo, serão abordados os principais conceitos e definições acerca de fitoterápicos e nutracêuticos, suas diferenças e aplicações. Também serão enfatizadas as principais formas farmacêuticas e de preparo de plantas medicinais e nutracêuticos, com indicações de quando e como utilizar cada preparação.

FITOTERÁPICOS

No âmbito da fitoterapia, muitos termos geram confusão, e é importante que cada um deles seja entendido. A fitoterapia é um método de tratamento no qual plantas medicinais e seus produtos derivados são empregados sem utilização de substâncias ativas isoladas. No Brasil, detentor de cerca de 20% da biodiversidade mundial, é uma forma terapêutica bem aceita e comumente utilizada pela população.[1,2]

A fitoterapia é a forma de terapia mais antiga, e é muito utilizada em todo o mundo atualmente. De acordo com o American Botanical Council, em 2016, a venda de produtos fitoterápicos aumentou 7,7% nos Estados Unidos. Nesse contexto, a fitoterapia está crescendo de forma global devido ao aumento de pesquisas e ao desenvolvimento de novos produtos, além da alta demanda por alternativas com menores efeitos adversos. Em 2017, o mercado de fitoterápicos movimentou em torno de US$ 50.972.400,00, e estima-se que, em 2023, esse número suba para em torno de US$ 1,29 bilhão.[3]

Apesar do avanço mundial da medicina moderna, reconhece-se que uma grande parcela da população, especialmente em países em desenvolvimento, utiliza e depende da medicina tradicional para sua atenção primária. Cerca de 80% dessa população utiliza práticas tradicionais nos seus cuidados básicos de saúde, e 85% desta utiliza plantas ou suas preparações.

Além de serem substrato para a fabricação de medicamentos, as plantas também são utilizadas em práticas populares e tradicionais, como remédios caseiros e comunitários, processo conhecido como medicina tradicional. O Brasil é detentor de rica diversidade cultural e étnica que resultou em um acúmulo considerável de conhecimentos e tecnologias tradicionais, passados de geração a geração, entre os quais se destaca o vasto acervo de informações sobre manejo e uso de plantas medicinais. Nesse contexto, os fitoterápicos constituem importante fonte de inovação em saúde, sendo objeto de interesses empresariais privados e fator de competitividade do Complexo Produtivo da Saúde. Esse contexto impõe a necessidade de uma ação transversal voltada ao fortalecimento da base produtiva e de inovação local e à competitividade da indústria nacional. Por outro lado, o desenvolvimento do setor de plantas medicinais e fitoterápicos pode configurar importante estratégia para o enfrentamento das desigualdades regionais existentes no Brasil, podendo prover a necessária oportunidade de inserção socioeconômica das populações de territórios caracterizados pelo baixo dinamismo econômico e indicadores sociais precários.[4]

O conjunto das substâncias ativas provenientes do metabolismo primário ou secundário, responsáveis pelo efeito terapêutico das plantas medicinais ou de seus derivados, é chamado de fitocomplexo. É essencial que o profissional prescritor conheça e domine as diferentes preparações e opções que existem em relação às formas de preparo e utilização da fitoterapia, para que escolha e prescreva de forma assertiva. Para isso, é essencial que conheça os principais termos e suas definições, conforme descritos a seguir.[4,5]

PRINCIPAIS CONCEITOS ACERCA DA FITOTERAPIA

- Plantas medicinais

As plantas medicinais são as espécies vegetais, cultivadas ou não, utilizadas com propósitos terapêuticos. Quando utilizado o termo planta medicinal fresca, significa que a planta é utilizada logo após a sua coleta, sem passar pelo processo de secagem, que é muito comum entre a população.

- Drogas vegetais

Pode ser tanto a planta medicinal inteira quanto suas partes, porém deve conter as substâncias com efeito terapêutico. Nesse contexto, a planta medicinal passa por processos de coleta, estabilização e secagem. Ela pode estar íntegra, rasurada, triturada ou pulverizada. É a forma mais comum encontrada em estabelecimentos comerciais.

- Chá medicinal

É a droga vegetal preparada por infusão, decocção ou maceração em água, com fins medicinais.

- Infusão

Consiste no processo de adicionar água potável fervente sobre a planta medicinal ou droga vegetal e, em seguida, cobrir o recipiente por um período determinado, geralmente de 5 a 10 minutos. Após, ocorre a filtragem. Esse método é indicado para folhas, flores, inflorescências e frutos menos rígidos, para substâncias ativas voláteis ou com boa solubilidade em água.

- Decocção

Preparo por meio da ebulição da droga vegetal em água potável por tempo específico, variando de 8 a 15 minutos, dependendo da espécie. Em seguida, ocorre a filtragem. É indicada principalmente para partes mais rígidas das plantas, como cascas, raízes, rizomas, caules, sementes e folhas resistentes.

- Maceração

Consiste no contato da droga vegetal com água potável, sob temperatura ambiente, por tempo específico, dependendo da planta. Indicado para drogas vegetais que possuem substâncias que degradam com o aquecimento.

- Preparações vegetais

São preparações obtidas a partir de drogas vegetais submetidas a tratamentos específicos, como extração, destilação, fracionamento, purificação, concentração ou fermentação. Podem-se citar como exemplos os extratos, óleos, sucos expressos, exsudatos processados e drogas vegetais que foram submetidos à redução de tamanho para uma aplicação específica, como drogas vegetais rasuradas para elaboração de chás medicinais ou pulverizadas para encapsulamento.

- Fitoterápico

É o termo utilizado para o produto obtido por meio de matéria-prima ativa vegetal, sem substâncias isoladas, e que é utilizado com finalidade profilática, curativa ou paliativa. Pode ser dividido em duas categorias, medicamento fitoterápico ou produto tradicional fitoterápico. Pode ser simples, quando possui apenas uma espécie vegetal medicinal, ou composto, quando feito com mais de uma espécie.

- Medicamentos fitoterápicos

Produtos obtidos exclusivamente com matérias-primas ativas vegetais que tenham sua segurança e eficácia baseadas em evidências clínicas e sejam caracterizados pela constância de sua qualidade.

- Produto tradicional fitoterápico

Produto obtido com emprego exclusivo de matérias-primas ativas vegetais cuja segurança e efetividade sejam baseadas em dados de uso seguro e efetivo publicados na literatura técnico-científica e que sejam concebidos para serem utilizados sem a vigilância de um médico para fins de diagnóstico, de prescrição ou de monitoração.

- Extratos

São preparações de consistência líquida, semissólida ou sólida obtidas a partir de drogas vegetais, utilizando-se métodos extrativos e solventes apropriados. Um extrato é essencialmente definido pela qualidade da droga vegetal, pelo processo de produção e suas especificações. O material utilizado na preparação de extratos pode sofrer tratamentos preliminares, como inativação de enzimas, moagem ou desengorduramento. Após a extração, materiais indesejáveis podem ser eliminados.

Extrato seco É a preparação sólida obtida por evaporação do solvente utilizado no processo de extração. e deve apresentar especificações quanto ao teor de marcadores. Em geral, possuem uma perda por dessecação não superior a 5%.

Extrato fluido É a preparação líquida obtida por extração com líquido apropriado em que, em geral, uma parte do extrato, em massa ou volume corresponde a uma parte, em massa, da droga vegetal seca utilizada na sua preparação. Conservantes também podem ser adicionados. O extrato fluido deve apresentar especificações quanto ao teor de marcadores e resíduo seco. No caso de extratos classificados como padronizados, a proporção entre a droga vegetal e o extrato pode ser modificada em função dos ajustes necessários para obtenção do teor especificado de constituintes ativos.

Extrato mole É a preparação de consistência semissólida obtida por evaporação parcial do líquido extrator empregado, podendo ser utilizada como solvente, unicamente, álcool etílico, água ou misturas de álcool etílico e água em proporção adequada. O extrato mole deve apresentar, no mínimo, 70% de resíduo seco e, se necessário, pode ser adicionado conservante.

Extrato padronizado Corresponde ao extrato ajustado a um conteúdo definido de um ou mais constituintes responsáveis pela atividade terapêutica. O ajuste do conteúdo é obtido pela adição de excipientes inertes ou pela mistura de outros lotes de extrato. Dessa forma, é possível ter segurança quanto à porcentagem do princípio ativo específico.

- Pó

É a forma farmacêutica sólida contendo um ou mais princípios ativos secos e com tamanho de partícula reduzido, com ou sem excipientes.

- Tintura

É a preparação alcoólica ou hidroalcoólica resultante da extração de drogas vegetais ou da diluição dos respectivos extratos. São obtidas por extração a líquido usando 1 parte, em massa, de droga vegetal e 5 ou 10 partes de solvente de extração. Outras proporções de droga vegetal e solvente de extração podem ser utilizadas. É classificada em simples ou composta, conforme preparada com uma ou mais drogas vegetais.

- Marcadores

Constituintes ou grupos de constituintes quimicamente definidos, presentes em drogas, suas preparações, fitoterápicos ou outros medicamentos à base de ativos de origem natural, que são utilizados para fins de controle de qualidade, podendo ou não apresentar atividade terapêutica.

NUTRACÊUTICOS

CONCEITO E DEFINIÇÃO

O avanço da ciência na área da nutrição levou ao conhecimento dos efeitos dos alimentos e nutrientes no organismo. Diante disso, para prevenção e tratamento de doenças, a importância de muitas substâncias tem sido comprovada, como os compostos bioativos, que têm se destacado pelo aumento do interesse ao seu entorno.[6] Muitas vezes, há necessidade de suprir nutrientes que não são consumidos pela falta de tempo ou pela má alimentação, o que resulta, cada vez mais, na procura e no uso de suplementos alimentares, alimentos funcionais e nutracêuticos.[7]

Nutracêuticos são alimentos, ou parte deles, que apresentam efeitos benéficos à saúde, como prevenção ou tratamento de doenças, podendo abranger nutrientes específicos isolados, suplementos alimentares ou produtos projetados, herbais e alimentos processados.[8] Constituem fontes de compostos naturais com propriedades antioxidantes, anti-inflamatórias, hipoglicemiantes e anticarcinogênicas.[9] Nutracêuticos podem ser definidos como compostos bioativos com diferentes formas de apresentação, como cápsulas, comprimidos ou tabletes.[6] Estudos têm demonstrado que o uso de nutracêuticos pode ser benéfico em diversas situações, como redução de peso e de gordura corporal, auxílio no tratamento de obesidade, diabetes, dislipidemias e doenças cardiovasculares.[9]

Os nutracêuticos têm sido utilizados pela população para prevenir doenças e para auxiliar no emagrecimento.[9] O aumento da preocupação da população com a saúde e o aumento da credibilidade de nutracêuticos influenciaram uma crescente investigação. Diferentes fatores acabaram contribuindo para o crescente interesse por parte de empresas alimentícias, farmacêuticas e de biotecnologia que procuram novas oportunidades de crescimento.[7]

São várias as definições encontradas para nutracêuticos. Segundo Queiroz-Neto, D'Angelis e Di Stasi,[10] são suplementos dietéticos que fornecem um composto bioativo de forma concentrada, presente na matriz não alimentar e usado para beneficiar a saúde, em dosagens que excedem as obtidas a partir de um alimento normal. Essa conceituação deve ser diferenciada da dos alimentos funcionais, que incluem alimentos integrais, fortificados, enriquecidos ou melhorados, com efeitos potencialmente benéficos à saúde quando consumidos regularmente como parte de uma dieta variada em níveis efetivos.

Apesar de não existir um consenso mundial acerca de definições para os nutracêuticos, estes podem ser compreendidos como produtos isolados ou purificados de alimentos, geralmente vendidos sob formas medicinais, não associados a alimentos e que demonstrem ter benefícios fisiológicos e à saúde, incluindo a prevenção e o tratamento de doenças.[11]

Os nutracêuticos são considerados mais seguros e benéficos à saúde em comparação a medicamentos, principalmente com apelo de emagrecimento. Dessa forma, sua utilização em pacientes com doenças crônicas não transmissíveis (DCNTs) está em expansão.[9] Alguns exemplos de nutracêuticos são os fitoestrogênios, as isoflavonas, as lignanas, os antioxidantes, os ácidos graxos poli-insaturados e a coenzima Q10.[10]

Lira e colaboradores[11] ressaltam que o incentivo às pesquisas e a prova da eficácia, segurança e qualidade dos nutracêuticos são essenciais na construção de informações que sustentem o uso racional desses produtos no gerenciamento da saúde e no tratamento de doenças. Segundo Mashorca e colaboradores,[12] o aspecto mais valorizado em relação a nutricosméticos é a base científica, o que evidencia a necessidade de incentivo nessa área.

O termo nutracêutico surgiu por meio da união das palavras "nutriente" e "farmacêutico", e foi criado nos Estados Unidos, em 1989, pelo Dr. Stephen DeFelice, fundador e presidente da Foundation for Innovation in Medicine (FIM), em Crawford, Nova Jersey, para definir produtos com características tanto de alimento quanto de fármaco. É um termo considerado contraditório na prática clínica, pois os fármacos necessitam de comprovações de eficácia e segurança muito bem definidas, enquanto os alimentos não, e dessa forma alguns nutracêuticos são comercializados como alimentos sem apresentar as comprovações necessárias para medicamentos.[10]

Os termos "alimentos funcionais", "nutracêuticos" e "nutricosméticos" muitas vezes podem ser confundidos. Os alimentos funcionais são reconhecidos pela Agência Nacional de Vigilância Sanitária (Anvisa), e são considerados pertencentes a essa classe "[...] todo aquele alimento ou ingrediente que, além das funções nutricionais básicas, quando consumido como parte da dieta usual, produz efeitos metabólicos e/ou fisiológicos e/ou efeitos benéficos à saúde, devendo ser seguro para consumo sem supervisão médica".[13]

Já os nutracêuticos não são reconhecidos no Brasil pela Anvisa, porém a Resolução RDC nº 2, de 2002, traz a definição de substância bioativa (sendo a mais próxima de nutracêuticos), a qual é definida como nutriente ou não nutriente com ação metabólica ou fisiológica específica no organismo, devendo estar presente em fontes alimentares, seja de origem natural ou sintética, sem finalidade medicamentosa ou terapêutica.[14] Embora existam legislações e definições aplicáveis a nutracêuticos, não há reconhecimento oficial da categoria no Brasil, bem como não há lei específica para esses produtos que trate de sua eficácia, segurança e qualidade.[11]

O Bureau of Nutritional Sciences (BNS) do Food Directorate da Health Canada traz definições importantes acerca desses dois termos, que, apesar de serem usados globalmente, não possuem consenso quanto à sua definição. A agência propõe que nutracêuticos são produtos isolados ou purificados a partir de alimentos que são vendidos em formas farmacêuticas, geralmente não associadas a alimentos, e que demonstram benefícios fisiológicos ou proteção contra doenças crônicas. Também dispõe que alimentos funcionais são ou aparentam ser semelhantes aos alimentos convencionais, sendo consumidos como parte da dieta normal, demonstram benefícios fisiológicos e/ou reduzem o risco do desenvolvimento de doenças crônicas, além do seu papel básico de nutrir.[15]

De forma mais simples, pode-se exemplificar que o tomate é um alimento funcional, mas seu composto bioativo, o licopeno, é considerado um nutracêutico. No esquema a seguir (Figura 2.1), observa-se essa diferença de forma clara.

Alguns exemplos de nutracêuticos são o betacaroteno (prevenção do câncer de pulmão), piridoxina (prevenção e tratamento de depressão), niacina (prevenção de ataques cardíacos recorrentes), óleo de peixe (melhoria da hipertensão), alho (redução de arteriosclerose) e suco de *cranberry* (prevenção de infecções urinárias), entre outros.[17]

Os nutracêuticos primeiramente ganharam popularidade no Japão e na Europa e, então, nos Estados Unidos, constituindo um setor dominado por empresas da área de beleza, com poucos participantes das áreas de farmácia e alimentos.[18] Os nutracêuticos e os cosmecêuticos encontram-se mais bem estabelecidos no mercado e são, muitas vezes, associados ao tratamento convencional de patologias ou condições da pele. Outras vezes, eles podem apresentar-se como a única abordagem para o tratamento.[19]

Um motivo que dificulta o mercado de nutracêuticos é falta de consenso entre os países na regulamentação. Na Europa, esses produtos devem ser certificados pela European Food Safety Authority, que realiza testes para verificação das alegações referidas. O Canadá opera de forma semelhante, e, dessa forma, apenas alguns produtos são aprovados. Já nos Estados Unidos e no Japão, os nutracêuticos não precisam passar por nenhum teste de órgãos públicos. O Japão foi o primeiro país a reconhecer

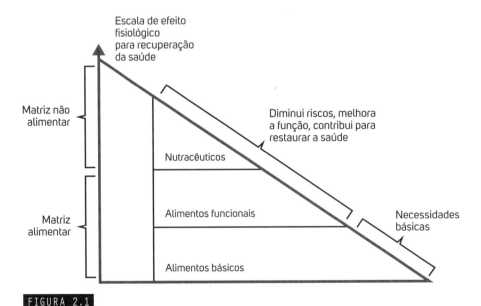

FIGURA 2.1
Representação esquemática das fronteiras do universo dos nutracêuticos.
Fonte: Adaptada de Palthur, Palthur e Chitta.[16]

oficialmente os alimentos funcionais e possui o segundo maior mercado de nutracêuticos. Nos Estados Unidos, que é o maior mercado, determinada empresa pode alegar uma função do nutracêutico; por exemplo, o suco de romã beneficia o coração e os vasos sanguíneos. No entanto, para que o rótulo do produto afirme que "previne doenças cardiovasculares", há necessidade de aprovação da Food and Drug Administration (FDA).[20]

ASPECTOS MERCADOLÓGICOS SOBRE OS NUTRACÊUTICOS

A crescente conscientização em relação ao consumo de alimentos saudáveis resultou no aumento da demanda por nutracêuticos nos Estados Unidos. O mercado europeu é impulsionado por uma constante inovação de ingredientes naturais de alto desempenho usados em nutracêuticos. A crescente adoção do comércio eletrônico e a crescente conscientização dos consumidores por meio das mídias sociais têm maior probabilidade de aumentar a demanda por produtos nutracêuticos durante o período de previsão. O segmento de suplementos dietéticos deve subir mais de 9,7% de 2017 a 2025, devido à crescente demanda de produtos do Brasil, da China, da Índia, da Coreia do Sul, da Polônia e do México.[21]

O mercado de nutracêuticos ainda não é global, e uma das principais razões é porque os consumidores ficam em dúvida se são alimentos ou medicamentos, tornando-se desconfiados devido a alegações de saúde exageradas.[20] Para incentivar ainda mais esse mercado, é importante que haja um aumento da educação dos profissionais de saúde acerca desses agentes. Por exemplo, o farmacêutico poderia aconselhar os pacientes nas farmácias, além de realizar a venda cruzada de um nutracêutico quando existe prescrição para um determinado medicamento.[7]

Em 2016, o mercado global de nutracêuticos girou em torno de US$ 198,7 bilhões, e estima-se que chegue a US$ 285 bilhões até 2021, com crescimento anual de 7,5%.[22] Dados apontam que pode alcançar a marca de US$ 578,23 bilhões até 2025.[21] A falta de regras equilibradas entre os países dificulta o crescimento desse mercado, pois as empresas precisam adaptar suas estratégias de *marketing* aos regulamentos de cada país, variando as alegações nutricionais e até mesmo os ingredientes, dependendo das regras e preferências do consumidor.[20]

De acordo com Fernandes,[7] os nutracêuticos continuam compondo um mercado em crescimento, apesar da conjuntura econômica atual e do seu elevado custo em comparação a muitos medicamentos, sendo uma resposta às necessidades atuais da população. São produtos de qualidade, que trazem confiança para o consumidor.

É importante ressaltar que a comunidade científica está consciente sobre a qualidade dos nutrientes ingeridos ou aplicados na pele no dia a dia como impactantes na saúde, e essa evolução se deve, provavelmente, ao grande número de pesquisas científicas que apresentam resultados positivos e de significância estatística dos ingredientes na forma de um cosmecêutico, ou seja, de maneira tópica, ou na forma de nutricosméticos e nutracêuticos, ou seja, ingeridos pelo paciente.[19]

Diversos fatores impactam a qualidade de vida no mundo moderno. Assim, a população necessita ser conscientizada da importância do consumo de alimentos que possuem, em sua composição, substâncias que auxiliam na promoção da saúde e, consequentemente, na melhora do estado nutricional.[8] A população tem consumido altas quantidades de gorduras e açúcares, um padrão alimentar que está relacionado ao desenvolvimento de DCNTs, bem como a um maior risco de morte.[9]

Contudo, ainda são necessárias mais informações sobre as recomendações de uso dessas substâncias e seus reais efeitos.[6] Vale destacar que, na prática, a prescrição de nutracêuticos é considerada segura, porém é imprescindível o conhecimento dos produtos e de suas interações medicamentosas.[10]

NUTRICOSMÉTICOS

CONCEITO E DEFINIÇÃO

Os nutricosméticos surgiram no mercado da beleza para que as pessoas pudessem alcançar uma aparência saudável. Nos tempos atuais, o dia a dia é cada vez mais complexo, e a rotina gera mudanças de hábitos diários, tendo como resultado uma alteração na saúde e na aparência estética. Alguns dos sinais são queda de cabelo, unhas quebradiças e pele sem viço. Essas alterações são geradas pelo envelhecimento precoce, que muitas vezes ocorre em virtude da oxidação provocada pelos radicais livres, moléculas instáveis e reativas, que podem ser moduladas por meio da ingestão, por exemplo, de compostos bioativos, com objetivo estético.[22]

O mercado de cosméticos está em expansão, e a previsão é que esse mercado continue em crescimento e com lançamentos de novos produtos com mais rapidez. Nos últimos anos, novos conceitos surgiram, como é o caso dos nutracêuticos e, mais recentemente, dos nutricosméticos. Os nutricosméticos derivam da combinação dos conceitos de alimento, fármaco e cosmético e são apresentados como a última tendência da indústria da beleza. São conhecidos como "pílulas da beleza" e promovem-na por meio de um corpo saudável. Esses produtos são ingeridos por via oral, tanto na forma de comprimidos quanto na de líquidos, e possuem ingredientes ativos que oferecem uma ligação vital entre a saúde e as propriedades cosméticas de ingredientes nutricionais.[23]

Nos últimos 10 anos, farmacêuticos, químicos, nutricionistas e médicos têm trabalhado juntos para desenvolver novos produtos para satisfazer as necessidades e as demandas da população. Como resultado recente desse fenômeno de convergência entre os cosméticos e as indústrias alimentícias, temos os nutricosméticos, uma área "embaçada" e ainda não conhecida por muitos consumidores e, muitas vezes, até para especialistas da área de alimentos e cosméticos.[19]

Com o objetivo de equilibrar a mudança de hábitos da população, surge, no mercado mundial, um novo segmento de produtos conhecidos como nutricosméticos, suplementos alimentares anti-idade, apresentados em cápsulas e comprimidos para serem administrados por via oral. Os nutricosméticos compõem uma nova tecnologia do mercado dos tratamentos estéticos, e, em alguns grandes centros, como Estados Unidos, Europa e Ásia, já são uma realidade, sendo muito procurados por todas as faixas etárias.[22]

Caracterizados pela suplementação oral de nutrientes, nutricosméticos são também chamados de "pílulas da beleza", "beleza de dentro para fora" ou "cosméticos orais". O maior apelo é para o efeito anti-idade, redução de rugas por meio da modulação dos radicais livres gerados pela radiação solar. Entre os ingredientes mais utilizados, os antioxidantes são os mais importantes: os carotenoides (betacaroteno, licopeno, luteína, zeaxantina e astaxantina) e os polifenóis (antocianidinas, catequinas, flavonoides, taninos e procianidinas).[19]

Os nutricosméticos podem ser definidos como produtos formulados e vendidos com alegações estéticas, podendo ser produzidos em forma de cápsulas, tabletes, comprimidos, líquidos ou alimento.[18] Fazem parte de uma categoria localizada na intersecção de alimentos e cosméticos (Figura 2.2).

Nutricosmético é um conceito muito novo, mas a sua divulgação na mídia cresce a cada dia. Eles têm sido motivo de muitas investigações científicas, mas, por serem os mais recentes, merecem maior atenção com relação a aspectos de comprovações clínicas e de regulação.[19]

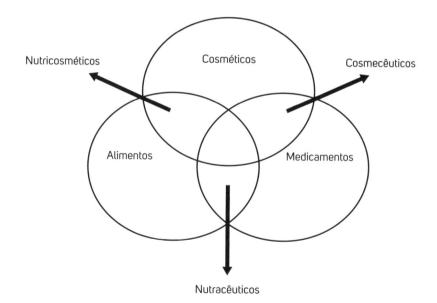

FIGURA 2.2
Imagem ilustrativa das áreas de convergência entre nutricosméticos e nutracêuticos.
Fonte: Adaptada de Mellage.[18]

Os nutricosméticos não podem ser classificados como cosméticos, pois estes agem apenas topicamente e são aprovados somente para uso externo. Assim, produtos ingeridos necessitam de outro tipo de registro e de submissão a normas mais criteriosas. Portanto, no Brasil, a Anvisa enquadra esse tipo de produto na categoria de alimentos funcionais, porque produzem efeitos metabólicos ou fisiológicos por meio da atuação de um nutriente na manutenção do organismo.[24]

Mellage e colaboradores[18] ainda trazem a definição de outras categorias, como cosmecêuticos, que estão na intersecção de cosméticos e medicamentos, formados por produtos de uso tópico com alegação de benefícios medicinais/farmacêuticos. Os autores também apresentam a definição de nutracêuticos, porém afirmam que estes são alimentos ou bebidas com efeitos benéficos à saúde, como prevenção e/ou tratamento de doenças, e alegam que eles também são chamados de alimentos funcionais.

Segundo Anunciato,[25] os nutricosméticos constituem uma nova classe, e são definidos como "[...] suplementos nutricionais ou alimentos constituídos por componentes antioxidantes, extratos botânicos, vitaminas e minerais que proporcionam benefícios a pele, cabelos e unhas, funcionando como antirrugas, antiacne, anticelulite, entre outros". Por ainda serem produtos novos, muitos não estão familiarizados com o termo nutricosméticos, mas há muitas pessoas interessadas nesses produtos.

MERCADO GLOBAL

O mercado de cosméticos está em contínuo crescimento, porém, atualmente, os consumidores têm maior conhecimento da contribuição dos produtos nutricionais para a saúde da pele e para a prevenção de doenças.[19] Entre os mercados em expansão no Brasil, destaca-se o alimentício, que passa pela tendência de busca por alimentos saudáveis, e o de cosméticos, cujos produtos têm se tornado cada vez mais importantes na vida das pessoas, que buscam constantemente o aperfeiçoamento da beleza. Esses mercados deram origem a um novo mercado, o de nutricosméticos, composto por produtos que visam melhorar a beleza de dentro para fora.[12]

Em 2007, o mercado de cuidados com a pele chegou a US$ 80 bilhões, e o mercado de nutricosméticos era avaliado em US$ 1,5 bilhão, sendo a Europa a principal consumidora. Os ingredientes nutricosméticos são considerados seguros, digeríveis e geralmente derivados de alimentos, muitas vezes oferecendo ação antioxidante e anti-inflamatória e auxílio na redução de peso.[18]

Os indivíduos preocupam-se com a beleza e têm consciência de que devem cuidar da saúde, evidenciando uma atitude favorável aos nutricosméticos. Os cosméticos atendem a parte estética, enquanto os nutricosméticos trazem uma abordagem diferente de beleza, pois atingem a pele proporcionando benefícios estéticos, ao mesmo tempo em que auxiliam no quadro geral da saúde. É uma visão moderna de beleza estética que explica as respostas positivas em relação aos produtos nutricosméticos, pois as pessoas sabem que os nutrientes causam impacto na saúde, bem como na pele.[25]

Alguns nutricosméticos são: o colágeno, relacionado ao aprimoramento da força e da resiliência da pele; o grão de café (*Coffea arabica*), que possui o alcaloide cafeína, com ação no peso corporal, sendo um estimulante e gerando sensação de alerta e bem-estar; o açafrão (*Curcuma longa*), que possui a curcumina, que tem ação fotoprotetora e clareadora da pele, é antioxidante, anti-inflamatória e cardioprotetora, previne rugas e sinais de envelhecimento e reduz a inflamação; e a uva (*Vitis vinifera*), que possui flavonoides, principalmente proantocianidinas com função antioxidante, cardioprotetora e detoxificante.[18]

Anunciato[25] realizou uma pesquisa com 198 pessoas, e destas, 74% não conheciam o termo nutricosmético, mas 97% responderam que concordam que nutricosméticos podem melhorar a pele, e 67% responderam que pretendiam usar produtos nutricosméticos (aqueles que nunca tinham utilizado).

Esse mercado também está se beneficiando dos grandes fabricantes, que têm promovido os nutricosméticos não apenas como benéficos para a pele, o cabelo e as unhas, mas também por terem um efeito benéfico sistêmico.[26] Na Figura 2.3, estão alguns fatores importantes relacionados com o crescimento desse setor.

A Europa representa o maior mercado global, mas estima-se que os Estados Unidos tenham um aumento de 10,3% devido ao crescimento *per capita* do gasto com cos-

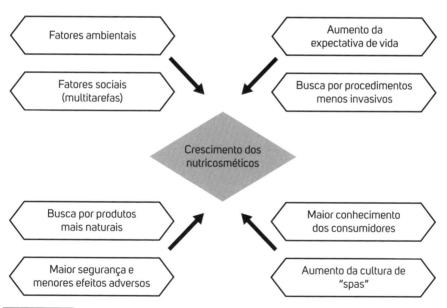

FIGURA 2.3
Imagem ilustrativa sobre fatores que influenciam o crescimento do mercado de nutricosméticos.
Fonte: Adaptada de Mellage.[18]

méticos e suplementos de saúde, de forma que a rotina da beleza tem sido cara de se manter. O aumento da demanda por produtos formulados à base de plantas medicinais está associado a alguns fatores, como o maior interesse de consumidores novos, a confirmação científica da eficácia desses produtos e o desenvolvimento e crescimento de linhas de produtos de beleza direcionados ao público masculino, que tem se tornado um público-alvo.[26]

Nutricosméticos são produtos de beleza ingeríveis, que podem ser alimentos, bebidas ou suplementos, desenvolvidos para promover a saúde dos cabelos, da pele e das unhas. As vendas globais de nutricosméticos chegaram a US$ 4 bilhões em 2011, sendo 70% das vendas provenientes do Japão e da China. A venda de nutricosméticos tem aumentado não menos que 5% ano a ano.[27]

O mercado global de nutricosméticos tem projeção para atingir US$ 7,5 bilhões até 2024, devido ao aumento e à crescente proeminência do conceito "beleza de dentro para fora", com foco em cosméticos via oral para melhoria estética. Além da população que está envelhecendo, o desejo de preservar a beleza entre os jovens e o desenvolvimento de novos e efetivos produtos representam outros grandes fatores de encorajamento para a substituição de cosméticos tópicos por nutricosméticos.[26]

Ressalta-se a necessidade de esforços em dois caminhos – dos pesquisadores em nutricosmética, para que possam ser estabelecidas mais comprovações clínicas dos nutrientes na aparência física, e das agências reguladoras, para determinar procedimentos específicos para o seu registro.[19]

NUTRACÊUTICOS E NUTRICOSMÉTICOS: APLICAÇÕES EM SAÚDE E ESTÉTICA

Antes de discorrer sobre o assunto, é importante destacar as distinções entre nutracêuticos e nutricosméticos. Os dois podem ser encontrados em diferentes formas, como líquido, comprimidos e tabletes. A grande diferença é que nutracêuticos são produtos destinados à saúde, que tenham efeito de prevenir ou tratar doenças crônicas, já os nutricosméticos possuem finalidade estética, principalmente relacionada à melhora da pele, dos cabelos e das unhas.

Os nutracêuticos são valiosas ferramentas quando se trata do aumento da expectativa de vida da população, uma vez que o aparecimento de doenças crônicas (como arteriosclerose, obesidade, osteoporose, hipertensão, diabetes e câncer) vem sendo um grande problema de saúde pública mundial. Em sua maioria, os nutracêuticos são componentes de plantas. As espécies vegetais produzem, em seu metabolismo, diversas substâncias, muitas com alto potencial biológico e farmacológico, sendo importante focar nos metabólitos secundários, considerados não nutrientes. Entre os vários metabólitos, destacam-se alguns, como os flavonoides, fitoesteróis, componentes de crucíferas, fitoestrogênios, carotenoides, entre outros.[7]

Dessa forma, os nutracêuticos são considerados promotores de saúde pelo fato de estarem associados à redução do risco de doenças crônicas por meio dos componentes bioativos relacionados com a melhora da saúde e do bem-estar.[28] Alguns nutracêuticos e seus benefícios estão listados na Tabela 2.1.

Picinin e Lopes[28] realizaram uma revisão sobre nutracêuticos utilizados para o manejo de dislipidemias, sendo selecionados cinco produtos/alimentos registrados na Anvisa com alegação de propriedades funcionais e/ou de saúde: óleo de peixe, óleo de cártamo, óleo de coco, lecitina de soja e fitoesteróis. Foi evidenciado que esses nutracêuticos comercializados no Brasil mostraram-se eficientes na prevenção de doenças cardiovasculares por meio da redução dos níveis de colesterol e/ou colesterol LDL (do inglês *low-density lipoprotein* [lipoproteína de baixa densidade]), tanto de forma isolada quanto em associação a outros agentes hipocolesterolêmicos, como as estatinas.

TABELA 2.1
Nutracêuticos e suas respectivas atividades biológicas

NOME	ATIVIDADE BIOLÓGICA	DOENÇAS EM QUE PODE GERAR BENEFÍCIOS
Ômega-3	Ação anti-inflamatória antioxidante, melhora dos níveis de triglicerídeos e pressão sanguínea; importante para manutenção das membranas celulares e função do sistema nervoso; manutenção da integridade da mucosa intestinal, melhora da função hepática de pacientes em uso de nutrição parenteral	• Obesidade • Doenças inflamatórias intestinais • Sepse • Doenças cardiovasculares • Prevenção da disbiose • Diabetes
Carotenoides	Precursor da vitamina A, redução do colesterol, prevenção do câncer de próstata e melhora das funções do sistema imunológico	• Doenças cardiovasculares
Fitoesteróis	Redução do colesterol sanguíneo	• Doenças cardiovasculares • Artrite reumatoide • Esclerose múltipla
Plantago ovata	Aumenta o volume fecal, reduz o tempo de trânsito intestinal, melhora o processo de evacuação	• Diabetes tipo 2 • Síndrome metabólica
Prebióticos	Favorecimento do equilíbrio da microbiota intestinal	–
Probióticos	Equilíbrio da microbiota intestinal e melhora do trânsito intestinal	• Intolerância à lactose • Diarreia aguda • Gastrenterites agudas • Diabetes

Fonte: Adaptada de Gomes, Magnus e Souza.[29]

É de extrema importância que profissionais da saúde, como nutricionistas, toxicologistas e farmacêuticos, trabalhem em conjunto com o objetivo de propor estratégias para regulamentar, de forma adequada, os produtos nutracêuticos. Além disso, é preciso que os profissionais da saúde trabalhem de forma ativa na farmacovigilância desses produtos, visando diminuir e/ou evitar potenciais danos à saúde.[29] A escassez de nutracêuticos que possuam uma boa evidência científica torna-se uma oportunidade atraente para que as indústrias e as instituições acadêmicas criem protocolos e se unam no sentido de fazer investigação na área.[7]

Os nutricosméticos promovem a boa aparência por meio de um organismo saudável, e seu grande diferencial em relação aos cosméticos convencionais é que eles são administrados por via oral e não topicamente, por isso são capazes de estimular a beleza de dentro para fora. São suplementos alimentares que contêm ingredientes ativos capazes de produzir variados efeitos no organismo, como ação antienvelhecimento cutâneo, antiacne, redução da adiposidade cutânea, fotoproteção, antiqueda capilar, entre outros.[24]

Os nutricosméticos têm, principalmente, ação anti-idade, de reparo e prevenção, de proteção solar, de pigmentação e clareamento da pele. Nos cabelos, agem por meio do fortalecimento, do estímulo de crescimento, da restauração, da nutrição, do aumento do volume, além do estímulo ao fortalecimento de unhas.[30]

Entre as diversas substâncias utilizadas como nutricosméticos, muitas possuem ação antioxidante e são utilizadas em combinação, como vitaminas C e E, flavonoides, carotenoides (licopeno, betacaroteno, zeaxantina e luteína), zinco, selênio, ácidos graxos essenciais (ômega-3 e ômega-6), vitaminas, extratos de soja, extratos de plantas, micronutrientes, glicopoliglicanos e aminoácidos. Todas essas substâncias são importantes no combate aos radicais livres e para a proteção da pele diante do estresse oxidativo.[30,31] Além destas, destaca-se também o uso de coenzima Q10 e silício orgânico.[32]

No entanto, Taeymans e colaboradores[30] destacam que os principais ingredientes nutricosméticos são colágeno, coenzima Q10, extrato de semente de uva, chá-verde (*Camellia sinensis*), luteína, licopeno, complexo marinho (ingrediente de peixes do fundo do mar), ômega-3, superfrutas (açaí), vitaminas A, C e E e zinco.

Costa e colaboradores[33] avaliaram os efeitos cutâneos do uso oral da associação de proteína marinha, acerola concentrada e extratos de semente de uva e tomate por 360 dias em portadoras (n = 33) de fotoenvelhecimento cutâneo. Eles observaram melhoras estatisticamente significativas nos quesitos rugas, linhas finas, melanoses solares, outras hipercromias, eritema, hidratação, viço, oleosidade, suavidade ao toque e aparência geral da pele por meio da análise médica.

Também foi observado que a associação de vitamina C, luteína, licopeno e manganês estimulou a síntese de colágeno, elastina e ácido hialurônico em fibroblastos, contribuindo para a melhoria da estrutura de suporte da derme.[34] Os nutricosméticos possuem a capacidade de retardar o envelhecimento celular por meio das suas ações antioxidante, anti-inflamatória e antiglicante. Além disso, adiam os sintomas da senescência fisiológica, como o aparecimento de hiperpigmentações cutâneas, linhas de expressão e rugas, enfraquecimento de cabelos e unhas e substituição da massa magra por gordura corporal.[24]

Alguns dos principais produtos nutricosméticos disponíveis no mercado brasileiro estão descritos na Tabela 2.2. Destaca-se que a vitamina C e o licopeno estão presentes em quase todos os produtos citados, os quais possuem alto potencial antioxidante. É importante salientar que a maior e mais importante fonte de antioxidantes é proveniente da alimentação, sendo os mais conhecidos a vitamina C, a vitamina E, os carotenoides, o selênio e o cobre.[35]

TABELA 2.2
Principais produtos nutricosméticos encontrados no mercado brasileiro, suas composições e alegações de benefícios

PRODUTO	COMPOSIÇÃO	APELO COMERCIAL
Imedeen Time Perfection	Licopeno, extrato de semente de uva, complexo biomarinho, extrato de acerola	Cuidado anti-idade; hidratação prolongada, suavizando linhas finas e rugas, diminuindo a visibilidade de capilares dilatadores e clareando as manchas da idade
Innéov Fermeté	Vitamina C, lactolicopeno, luteína e manganês	Maior luminosidade e firmeza à pele do rosto e do corpo
Maxxi 30	Colágeno, vitaminas E e C, zinco	Aumenta a vitalidade da pele, dos cabelos e das unhas, estimula a produção de colágeno, reduz e previne rugas, proporciona maior hidratação à pele, retendo a água na epiderme
Rennovee Beauty Solution	Óleo de canola, maltodextrina, zinco, vitaminas C e E, cobre, óleo de gérmen de trigo, amido de arroz, cromo, vitamina B_6, selênio, biotina	Firmeza da pele, fortalecimento de cabelos e unhas, combate aos radicais livres
Rennovee OxiSolution	Extrato de semente de uva	Antifotoenvelhecimento, imunoproteção celular, correção de danos oxidativos na pele, combate aos radicais livres, manutenção da integridade fisiológica da pele, proteção contra danos celulares
Rennovee Anti Age Solution Homme	Licopeno, cromo, selênio, zinco, vitaminas A (retinol) e C	Ação anti-idade específica para público masculino, ação antioxidante contra radicais livres, favorece a revitalização da pele e desacelera o envelhecimento

Continua

TABELA 2.2
Principais produtos nutricosméticos encontrados no mercado brasileiro, suas composições e alegações de benefícios

PRODUTO	COMPOSIÇÃO	APELO COMERCIAL
Rennovee Time Solution	Sulfato de magnésio, zinco, manganês, vitaminas B_1, B_2, B_3 e B_6, ácido pantotênico, vitamina E	Fatores motivadores da feminilidade, proteção anti-idade, antioxidantes que combatem os radicais livres, melhora da vitalidade e disposição
Imedeen Classic	Cálcio, complexo biomarinho, zinco e vitamina C	Redução de linhas finas e rugas, minimizando os sinais da pele danificada pelo sol
Nutricé Sun Rescue	Licopeno, betacaroteno, vitamina E	Ação antioxidante contra raios UV e radicais livres, além de promover um bronzeamento mais duradouro
Bioinova	Licopeno, vitaminas C e E e colágeno hidrolisado	Previne o envelhecimento global do organismo
Innéov Nutri-Care	Ômega-3	Ameniza a queda capilar
Nutricé slim shots	Óleo de palma	Reduz o apetite e produz saciedade
Rennovee CelluliSolution	Zinco, selênio, cromo, cálcio, vitaminas A, C e E	Reduz o aspecto de casca de laranja e a gordura localizada e estimula a circulação
Innéov Solar	Licopeno, lactobacilos, vitamina A	Intensifica e melhora o bronzeamento

Fonte: Adaptada de Cabral, Benatti e França[32] e Korb, Paiz e França.[36]

Os nutricosméticos são uma inovação muito significativa na área cosmética, que contribui para a qualidade de vida das pessoas. Contudo, vale salientar que atuam de forma complementar e, para que sejam obtidos resultados efetivos, devem ser associados a uma rotina de bons hábitos e cuidados diários com a pele, como higienização, hidratação, nutrição e fotoproteção.[31]

É importante entender a ciência por trás dos nutricosméticos, pois eles estão em ascensão e tornando-se populares como produtos para cuidados com a pele, principalmente na Europa e no Japão. Muitos compostos utilizados nos nutricosméticos, além de benefícios estéticos, também possuem efeitos promissores na saúde. Mas vale ressaltar que compostos fenólicos e vitaminas, os quais são potentes antioxidantes, dependendo da concentração em que são usados, podem tornar-se pró-oxidantes.[30]

O envelhecimento cutâneo é um processo biológico complexo que é influenciado pela combinação de fatores endógenos, ou intrínsecos, e exógenos, ou extrínsecos.

Como a saúde da pele e a beleza são fatores importantes para a percepção de "bem-estar" e "saúde", diversas estratégias anti-idade têm sido desenvolvidas ao longo dos anos.[35] Apesar de haver um grande interesse pela beleza e pela estética, a preocupação com a saúde, o bem-estar e a qualidade de vida deve ser primordial. A melhor abordagem para a prevenção do envelhecimento cutâneo é multifatorial, ou seja, é a associação de cosmecêuticos, nutricosméticos, alimentação balanceada e prática regular de atividade física.[24]

As diferentes terminologias (alimento funcional, nutracêuticos, nutricosméticos) podem ser um fator de confusão para o consumidor, o qual é "bombardeado" diariamente pelo *marketing* apelativo das indústrias farmacêuticas. A venda sem a obrigatoriedade de prescrição facilita o uso indiscriminado, o que aumenta o risco de danos à saúde. Há necessidade de esclarecimentos aos consumidores sobre os riscos, os benefícios e o uso consciente e adequado desses produtos.[29]

PRINCIPAIS ASPECTOS REFERENTES ÀS FORMAS FARMACÊUTICAS

A ciência que estuda a preparação de medicamentos e toda a transformação das matérias-primas, assegurando sua eficácia terapêutica e conservação, é denominada farmacotécnica. Etapas como preparo, purificação, incompatibilidades físicas e químicas e a escolha da forma mais adequada à finalidade pretendida são estudadas. Na composição de uma fórmula, estão presentes os princípios ativos, coadjuvantes técnicos e veículo ou excipiente.[37]

Os princípios ativos, às vezes denominados também de marcadores, são responsáveis pela ação farmacológica, o "efeito" desejado. Em geral, os coadjuvantes técnicos ou adjuvantes farmacotécnicos são substâncias inertes, cuja função é estabilizar a fórmula em nível químico, físico ou microbiológico. Dependendo da fórmula farmacêutica e da embalagem, os coadjuvantes técnicos não são necessários. O veículo (líquido) ou excipiente (sólido ou semissólido) é a parte da fórmula na qual são misturados os princípios ativos, e é utilizado para complementar o volume necessário das formulações.[38]

FORMA FARMACÊUTICA

É o estado final de apresentação dos princípios ativos farmacêuticos após uma ou mais operações farmacêuticas executadas com a adição ou não de excipientes apropriados a fim de facilitar a sua utilização e obter o efeito terapêutico desejado, com características apropriadas a uma determinada via de administração. O prescritor habilitado, a seu critério e sob sua exclusiva responsabilidade, considerando critérios farmacocinéticos e farmacodinâmicos, poderá variar as quantidades e a frequência de administração. Entretanto, a prescrição de doses muito superiores às usuais, estabelecida em literatura, obriga o farmacêutico a confirmar, com o prescritor da receita, as doses estabelecidas. A Farmacopeia Brasileira[38] traz as definições e os conceitos das diferentes formas farmacêuticas, conforme será visto a seguir.

- Cápsula

É a forma farmacêutica sólida em que o princípio ativo e os excipientes estão contidos em um invólucro solúvel duro ou mole, de formatos e tamanhos variados, geralmente contendo uma dose única do princípio ativo. Normalmente é formada por gelatina, mas pode, também, ser de amido ou de outras substâncias. Libera rapidamente o fármaco no interior do estômago. As cápsulas gelatinosas, que são constituídas de gelatina de origem animal, são as mais utilizadas. Porém, há opções de tapioca, clorofila, entre outras. Podem ser opacas, para preservar a matéria-prima da oxidação e a modificação de suas estruturas. As cápsulas transparentes são de origem animal e, como as cápsulas duras, são formadas por gelatina. Sem corantes alimentares, não possuem coloração, deixando a matéria-prima mais exposta ao meio ambiente. Existem matérias-primas que não devem ser manipuladas nesse tipo de cápsula, como a vitamina C, por ser altamente oxidável.[37]

- Comprimido

É a forma farmacêutica sólida contendo uma dose única de um ou mais princípios ativos, com ou sem excipientes, obtida pela compressão de volumes uniformes de partículas. Pode ser de uma ampla variedade de tamanhos e formatos, apresentar marcações na superfície e ser revestido ou não.

- Goma de mascar

É a forma farmacêutica sólida de dose única contendo um ou mais princípios ativos, que consiste em material plástico insolúvel, doce e saboroso. Quando mastigada, libera o princípio ativo.

- Tablete

É a forma farmacêutica sólida preparada a partir de uma massa feita com solução hidroalcoólica, princípio ativo e lactose, ou a partir da própria trituração umedecida em solução hidroalcoólica. É moldado em tableteiros e é frágil e quebradiço.

- Pastilha

É a forma farmacêutica sólida que contém um ou mais princípios ativos, geralmente em uma base adocicada e com sabor. É utilizada para dissolução ou desintegração lenta na boca. Pode ser preparada por modelagem ou por compressão.

- Xarope

É uma solução oral caracterizada pela alta viscosidade, conferida pela presença de sacarose ou outros açúcares ou outros agentes espessantes e edulcorantes na sua composição. Os xaropes geralmente contêm agentes flavorizantes e/ou corantes autorizados. Quando não se destinam ao consumo imediato, devem ser adicionados conservantes antimicrobianos autorizados.

CONSIDERAÇÕES FINAIS

Enquanto a fitoterapia é praticada desde a antiguidade e atualmente por cerca de 80% da população, com conceitos estabelecidos e reconhecidos por órgãos regulamentadores, os nutracêuticos e nutricosméticos não são reconhecidos pela Anvisa. Tanto no Brasil quanto de forma global, esses são termos que geram controvérsias em relação às suas definições em órgãos de regulamentação e literatura científica.

Os nutracêuticos são produtos não alimentícios que possuem ativos com finalidade de prevenir doenças crônicas, enquanto os nutricosméticos possuem objetivos estéticos, principalmente voltados à melhora dos cabelos, da pele e das unhas. É essencial que o profissional prescritor conheça a diferença e as aplicações de cada um desses produtos para utilizar e prescrever de forma correta e segura.

REFERÊNCIAS

1. Dutra RC, Campos MM, Santos ARS, Calixto JB. Medicinal plants in Brazil: pharmacological studies, drug discovery, challenges and perspectives. Pharmacol Res. 2016;112:4-29.
2. Cechinel-Filho V. Medicamentos de origem vegetal: atualidades, desafios e perspectivas. 2. ed. Itajaí: Univali; 2017.
3. Medgadget. Herbal medicine market global industry outlook 2019, size estimation, share, business growth, competitive landscape, to reach usd 1.29 billion till 2023 [Internet]. India: Medgadget; 2019. [capturado em 07 dez. 2019]. Disponível em: https://www.medgadget.com/2019/08/herbal-medicine-market-global-industry-outlook-2019-size-estimation-share-business-growth-competitive-landscape-to-reach-usd-1-29-billion-till-2023-arkopharma-bayer-ag-beovita-hishimo-pharma.html.
4. Brasil. Programa Nacional de Plantas Medicinais [Internet]. Brasília: MS; 2016 [capturado em 07 dez. 2019]. Disponível em: http://bvsms.saude.gov.br/bvs/publicacoes/politica_programa_nacional_plantas_medicinais_fitoterapicos.pdf.
5. Brasil. Resolução da Diretoria Colegiada - RDC n° 26, de 13 de maio de 2014 [Internet]. Brasília: MS; 2014 [capturado em 07 dez. 2019]. Disponível em: http://bvsms.saude.gov.br/bvs/saudelegis/anvisa/2014/rdc0026_13_05_2014.pdf.
6. Cozzolino S. Nutracêuticos: o que significa [Internet]. São Paulo: Associação Brasileira para Estudo da Obesidade; 2012 [capturado em 07 dez. 2019]. Disponível em: http://www.abeso.org.br/pdf/revista55/artigo.pdf.

7. Fernandes AMJ. Investigação clínica com nutracêuticos [dissertação]. Coimbra: Faculdade de Farmácia, Universidade de Coimbra; 2016.
8. Moraes FP, Colla LM. Alimentos funcionais e nutracêuticos: definições, legislação e benefícios à saúde. Rev Eletrônica Farm. 2006;3(2):109-22.
9. Nascimento CJ, Piloto JAR, Tiyo R. Nutracêuticos para o emagrecimento: uma revisão. Uningá. 2017; 29(2):64-9.
10. Queiroz-Neto A, D'Angelis FHF, Di Stasi LC. Nutracêuticos e substâncias ergogênicas. In: Barros CM, Di Stasi LC, editores. Farmacologia veterinária. Barueri: Manole; 2012. p. 40-55.
11. Lira CRG, Zucco F, Negrão NA, Silva MAS, Murakami FS. Nutracêuticos: aspectos sobre segurança, controle de qualidade e legislação. Rev Bras Farm. 2009;90(1):45-9.
12. Mashorca KS, Spers EE, Vetucci JP, Silva HMR. Beleza e a vaidade em relação a novos tipos de alimentos: um estudo sobre o mercado de nutricosméticos. REMark. 2016;15(3):401.
13. Brasil. Ministério da Saúde. Agência Nacional de Vigilância Sanitária. Resolução nº 18, de 30 de abril de 1999. Aprova o Regulamento Técnico que estabelece as Diretrizes Básicas para Análise e Comprovação de Propriedades Funcionais e ou de Saúde Alegadas em Rotulagem de Alimentos [Internet]. Brasília: ANVISA; 1999 [capturado em 14 abr. 2019]. Disponível em: http://www.anvisa.gov.br/anvisalegis/resol/18_99.htm.
14. Brasil. Ministério da Saúde. Agência Nacional de Vigilância Sanitária. Resolução RDC nº 2, de 07 de janeiro de 2002 [Internet]. Brasília: ANVISA; 2002 [capturado em 14 abr. 2019]. Disponível em: http://portal.anvisa.gov.br/documents/10181/2718376/RDC_02_2002_COMP.pdf/68a25113-35e2-4327-a75f-ae22e714ca7c.
15. Canada. Health Santé. Therapeutic products programme and the food directorate from the health protection branch [Internet]. Ottawa: Government of Canada; 2002 [capturado em 07 dez. 2019]. Disponível em: https://www.canada.ca/en/health-canada/services/food-nutrition/food-labelling/health-claims/nutraceuticals-functional-foods-health-claims-foods-policy-paper.html.
16. Palthur MP, Palthur SSS, Chitta SK. Nutraceuticals: a conceptual definition. Int J Pharm Pharm Sci. 2010;2(3):19-27.
17. Defelice SL. The nutraceutical revolution: its impact on food industry R&D. Trends Food Sci Tech. 1995;6(2):59-61.
18. Mellage C. Nutricosmetics: decoding the convergence of beauty and healthcare. Amsterdam: Cosmetics; 2008.
19. Anunciato TP, Rocha-Filho PA. Carotenoids and polyphenols in nutricosmetics, nutraceuticals, and cosmeceuticals. J Cosmet Dermatol. 2012;11(1):51-4.
20. Stirling C, Kruh W. Nutraceuticals: the future of intelligent food where food and pharmaceuticals converge [Internet]. KPMG; 2015 [capturado em 07 dez. 2019]. Disponível em: https://home.kpmg.com/content/dam/kpmg/pdf/2015/05/neutraceuticals-the-future-of-intelligent-food.pdf.
21. Grand View Research. Nutraceuticals market analysis by product, by region and segment forecasts, 2014 – 2025 [Internet]. United States: Reportlinker; 2017 [capturado em 07 dez. 2019]. Disponível em: https://www.reportlinker.com/p05291694/Nutraceuticals-Market-Analysis-By-Product-By-Region-And-Segment-Forecasts.html.
22. Sousa-Júnior PM, Cavalcante AKG, Pessoa CV. O benefício do uso de nutricosméticos em tratamentos estéticos. Mostra científica de Farmácia. 2017;4 (2).
23. Correia ANP. Nutracêuticos para aplicação cosmética [dissertação]. Porto: Universidade Fernando Pessoa; 2012.
24. Ruiz BFN, Carreira CM, Palma GHD, Gonçalves VF, Ruiz KF, Lonni AASG. Nutricosméticos: um conceito inovador. Visão Acadêmica. 2014;15(2):106-28.
25. Anunciato TP. Nutricosméticos [dissertação]. Ribeirão Preto: Universidade de São Paulo; 2011.
26. Global Industry Analysts. Increasing emphasis on oral supplements for maintaining and enhancing physical appearance to drive growth in the Nutricosmetics market [Internet]. San Jose: Global Industry Analysts; 2018 [capturado em 07 dez. 2019]. Disponível em: https://www.strategyr.com/MarketResearch/market-report-infographic-nutricosmetics-forecasts-global-industry-analysts-inc.asp.
27. Euromonitor International. Nutricosmetics: target markets with an ageing population and a rising disposable income [Internet]. London: Euromonitor International; 2013 [capturado em 07 dez. 2019]. Disponível em: https://blog.euromonitor.com/2013/04/nutricosmetics-target-markets-with-an-ageing-population-and-a-rising-disposable-income.html.
28. Picinin AA, Lopes GC. Nutracêuticos no manejo das dislipidemias: terapia baseada em evidência. Uningá. 2018;29(1):132-7.
29. Gomes AS, Magnus K, Souza AH. Riscos e benefícios do uso de nutracêuticos para a promoção da saúde. Rev Saúde Desenvolvimento. 2017;11(9):57-75.
30. Taeymans J, Clarys P, Barel AO. Use of food supplements as nutricosmetics in health and fitness. In: Barel AO, Paye M, Maibach HI. Handbook of cosmetic science and technology. 5th ed. Boca Raton: Informa Healthcare eBooks; 2014. p. 583-96.
31. Chapanski C, Santos KC. Nutricosméticos: uma estratégia contra os danos cutâneos causados pelo estresse oxidativo [monografia]. Curitiba: Universidade Tuiuti do Paraná; 2017.
32. Cabral AC, Benatti S, França AJBV. O benefício do uso de nutricosméticos em tratamentos estéticos associados ao uso de produtos cosméticos [monografia]. Balneário Camboriú: Universidade do Vale do Itajaí; 2010.

33. Costa A, Pereira ESP, Fávaro R, Pereira MO, Stocco PL, Assumpção EC, et al. Resultado de 360 dias de uso de suplemento oral à base de proteína marinha, acerola concentrada, extrato de semente de uva e extrato de tomate em mulheres portadoras de envelhecimento cutâneo. Surg Cosmet Dermatol. 2011;3(4):302-11.
34. Schalka S, Magalhães V, Cazerta C, Shitara D, Sufi BS, Quadros A. Composto nutracêutico aumenta a síntese de colágeno, elastina e ácido hialurônico. Surg Cosmet Dermatol. 2017;9(1):46-50.
35. Ganceviciene R, Liakou AI, Theodoridis A, Makrantonaki E, Zouboulis AC. Skin anti-aging strategies. Dermatoendocrinol. 2012;4(3):308-19.
36. Korb R, Paiz S, França AJVBV. Descrição de nutricosméticos com ênfase no envelhecimento cutâneo [monografia]. Balneário Camboriú: Universidade do Vale do Itajaí; 2011.
37. Paschoal V, Marques N, Brimberg P, Diniz S. Suplementação funcional magistral: dos nutrientes aos compostos bioativos. São Paulo: VP; 2009.
38. Brasil. Agência Nacional de Vigilância Sanitária. Farmacopeia brasileira [Internet]. 6. ed. Brasília: Anvisa; 2019 [capturado em 07 dez. 2019]. Disponível em: http://portal.anvisa.gov.br/documents/33832/259143/Volume+I+Pronto.pdf/4ff0dfe8-8a-1d-46b9-84f7-7fa9673e1ee1.

3
PRINCIPAIS CLASSES DE PRINCÍPIOS ATIVOS NATURAIS:
MÉTODOS DE OBTENÇÃO E AÇÕES BIOLÓGICAS/FARMACOLÓGICAS

Neste capítulo, serão abordadas as principais classes de princípios ativos encontrados nos fitoterápicos, incluindo especialmente os flavonoides, além de alcaloides e terpenos, abrangendo aspectos gerais, ocorrência, principais métodos de extração, além de exemplos práticos de substâncias marcantes nas áreas farmacêuticas e médicas.

PRINCÍPIOS ATIVOS NATURAIS: ESTADO DE ARTE

Desde a antiguidade, a biodiversidade, especialmente as floras terrestre e marinha, tem sido de fundamental importância para a saúde da humanidade, produzindo substâncias das mais variadas classes e estruturas, dotadas de potencial terapêutico, seja de forma pura, em misturas ou servindo de inspiração para a síntese de moléculas com maior poder terapêutico. Acredita-se que cerca de 70% de todo o arsenal terapêutico disponível no mercado farmacêutico esteja relacionado, de forma direta ou indireta, com os produtos naturais.[1,2]

Portanto, é surpreendente quão pródiga é nossa natureza, que fornece substâncias tanto de estruturas simples (p. ex., o **resveratrol**) quanto de estruturas mais complexas (p. ex., o **taxol**), algumas inimagináveis pela mente humana, capazes de curar ou minimizar doenças que afligem a humanidade, das mais comuns às mais graves, como o câncer.

A literatura especializada é repleta de exemplos de substâncias de origem natural que se transformaram em importantes medicamentos, muitos usados até hoje, como: **quinina, morfina, artemisinina, pilocarpina, taxol, resveratrol, vincristina, papaverina, digoxina, cafeína**, entre muitos outros.[2-5] Nesse contexto, é importante mencionar a importância do uso de compostos de origem natural como protótipo para a obtenção de derivados ou análogos mais potentes. Em muitos casos, substâncias abundantes com pouco (ou destituídas de) efeito biológico podem transformar-se em promissores compostos com potencial terapêutico.[6,7]

Em função de novas abordagens de triagem de potenciais agentes terapêuticos e de síntese orgânica, tem ressurgido com força o tema (potencial terapêutico de produtos de origem natural) nas indústrias farmacêuticas americanas, conforme descrito recentemente.[8]

A Tabela 3.1 demonstra algumas substâncias de origem natural (plantas terrestres), usadas de forma pura ou como protótipo para a obtenção de outros medicamentos.

Por outro lado, a Tabela 3.2 indica algumas importantes substâncias de origem natural (biodiversidade marinha) usadas de forma pura ou como protótipo para a obtenção de outros medicamentos. Predominam os medicamentos utilizados contra o câncer, alguns comercialmente disponíveis, como o Yondelis®, outros em fase de estudos clínicos.

Apenas a título de exemplo, serão abordadas, em mais detalhes, as duas estruturas previamente indicadas, o **resveratrol** (de estrutura simples) e o **taxol** (de estrutura molecular complexa).

O resveratrol é um polifenol de estrutura molecular simples (Figura 3.1) presente em inúmeras plantas, incluindo vegetais e outros alimentos. A uva (*Vitis vinifera* L.) é uma das maiores fontes dessa substância e tem importante papel terapêutico e preventivo contra várias doenças. A literatura médica demonstra ser uma molécula muito promissora sob o ponto de vista médico, em função de comprovadas ações anticarcinogênica, antidiabética, anti-inflamatória e antioxidante, além de ser um promissor

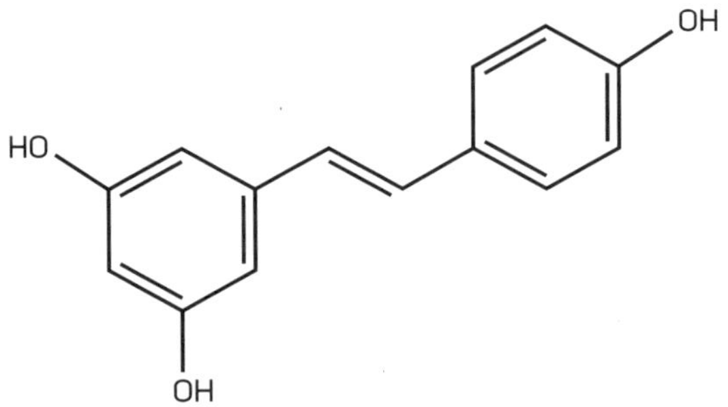

FIGURA 3.1

Estrutura molecular do resveratrol.

TABELA 3.1

Exemplos de agentes terapêuticos obtidos de plantas e seus derivados ou análogos sintéticos

SUBSTÂNCIA	FONTE	DOENÇA	DERIVADOS OU ANÁLOGOS
Artemisinina	*Artemisia annua* L.	Malária	Arteméter e arteter
Pilocarpina	*Pilocarpus jaborandi* Holmes	Glaucoma	–
Reserpina	*Rawvolfia serpentina*	Hipertensão	–
Efedrina	*Ephedra sinica* Stapf	Asma	Salbutamol e salmeterol
Digoxina	*Digitalis purpurea* L.	Insuficiência cardíaca	Digitoxina
Vincristina	*Catharanthus roseus*	Câncer	–
Vimblastina	*Catharanthus roseus*	Câncer	–
Camptotecina	*Camptotheca acuminata* Decne	Câncer	Irinotecano
Atropina	*Atropa belladonna* L.	Doenças neurológicas	Ipratrópio
Berberina	*Berberis vulgaris* L.	Disenteria	–
Papaverina	*Papaver somniferum* L.	Distúrbios vasculares	Sildenafila
Cafeína	*Coffea arabica* L.	Fadiga	Teodrenalina e cafedrina
Galantamina	*Galanthus nivalis* L.	Doença de Alzheimer	–
Mescalina	*Lophophora williamsii*	Anorexia	Anfetamina
Canabidiol	*Cannabis sativa* L.	Psicose	–
Huperzina-A	*Huperzia serrata*	Demência senil	–
Metformina	*Galega officinalis* L.	Diabetes	–
Resveratrol	*Vitis vinifera* L.	Doenças cardiovasculares	–
Genisteína	*Glycine max* (L.) Merr.	Câncer	–
Rutina	*Dimorphandra mollis* Benth.	Problemas vasculares	–
Ascaridol	*Chenopodium ambrosioides*	Parasitas intestinais	–

– não encontrado.

TABELA 3.2
Exemplos de agentes terapêuticos obtidos a partir da biodiversidade marinha

SUBSTÂNCIA	FONTE	DOENÇA
Trabectedina (Yondelis®)	Ecteinascidia turbinata	Câncer
Ziconotídeo	Conus magus	Dor neuropática
Girolina	Pseudoxinyssa cantharela	Câncer
Hemiasterlina	Hemiasterella vasiformis var.	Câncer
Zidovudina (AZT)	Algas vermelhas	Vírus da imunodeficiência humana (HIV)
Briostatina	Bugula neritina	Câncer
Discodermolídeo	Discodermia dissoluta	Câncer
Aplidina	Aplidium albicans	Câncer
Kahalalido F	Elysia rufescens	Câncer
Halichondrina B	Halichondria okadai	Câncer
Jamaicamidas A-D	Lyngbya majuscula	Câncer

agente protetivo cardiovascular com ação na aterosclerose, na isquemia e na síndrome metabólica.[9]

Comercializado em sua forma pura (fitofármaco) ou composta (fitoterápico), o resveratrol é indicado (segundo as bulas e indicações da literatura) como protetor do organismo contra o estresse oxidativo e o envelhecimento precoce em função da consagrada ação antioxidante, no combate a inflamações e na prevenção contra doenças cardiovasculares e até alguns tipos de câncer.

O taxol, mais conhecido comercialmente como placlitaxel, consiste em uma das maiores descobertas da humanidade em relação à cura do câncer com substância de origem natural. Possui uma estrutura molecular extremamente complexa (Figura 3.2), que dificilmente os químicos proporiam, demonstrando quão sábia e inusitada é nossa biodiversidade. Foi inicialmente isolado de uma planta tóxica e usado como ornamental nos Estados Unidos (*Taxus brevifolia* Nutt.).

No ano de 1992, foi aprovado pela Food and Drug Administration (FDA) para o tratamento de câncer avançado de ovário, sendo depois aprovado para outros tipos de câncer, destacando o câncer de mama. Sua síntese em escala industrial demorou qua-

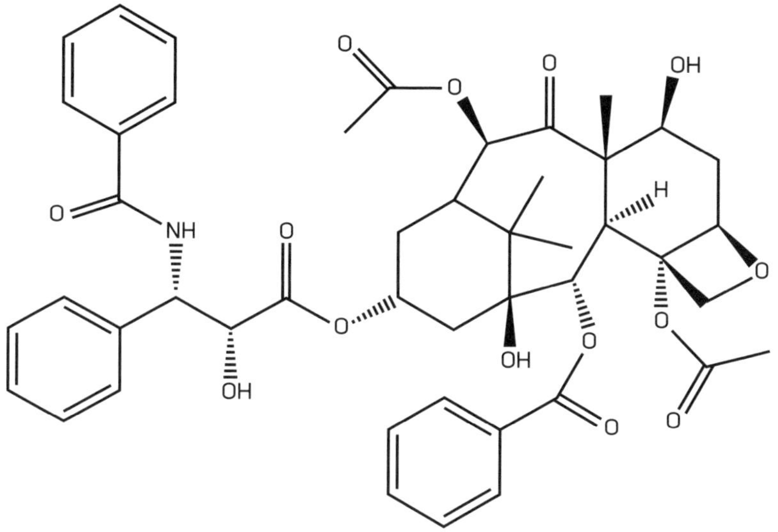

FIGURA 3.2
Estrutura molecular do taxol.

se 20 anos de estudos, em função de sua complexidade e necessidade de cerca de 20 etapas sintéticas até a obtenção da molécula pura. Mesmo assim, avanços na área de síntese de derivados e/ou análogos são constantes, gerando novos e potentes fármacos anticâncer, especialmente contra câncer de ovário, mama, próstata, entre outros, além de uso frequente com êxito na medicina veterinária.[10,11]

Os produtos naturais marinhos são conhecidos pelas potencialidades na produção de substâncias com potencial terapêutico, especialmente para o desenvolvimento de fármacos anticâncer e anti-HIV (vírus da imunodeficiência humana [do inglês *human immunodeficiency virus*]). Uma elevada gama de compostos com potencial anticâncer é oriunda da biodiversidade marinha, incluindo esponjas, algas, etc. Nesse contexto, é ilustrado o potencial marinho por meio da descoberta do agente anticâncer trabectedina (mais conhecido como **Yondelis®**), um alcaloide tetra-hidroquinolínico de estrutura molecular complexa (Figura 3.3), isolado inicialmente da ascídia caribenha *Ecteinascidia turbinata*.

Essa substância foi sintetizada em 1990, sendo atualmente desenvolvida e comercializada pela indústria farmacêutica espanhola Pharmamar, que possui uma das maiores coleções de organismos marinhos do mundo e várias substâncias em estudos clínicos. O Yondelis® é o carro-chefe da indústria, com aprovação pela Comissão Europeia e uso comercial exitoso para o tratamento de sarcomas de tecidos moles.[12,13]

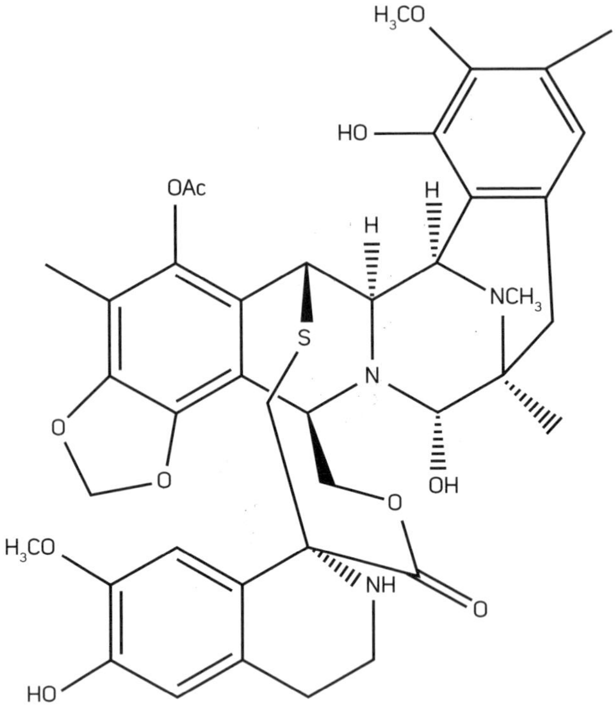

FIGURA 3.3
Estrutura molecular da trabectedina (Yondelis®).
Ac = COCH³.

PRINCIPAIS CLASSES DE PRINCÍPIOS ATIVOS

FLAVONOIDES

Os flavonoides consistem em uma das maiores classes de substâncias orgânicas (metabólitos secundários) amplamente distribuídas na natureza, especialmente no reino vegetal. Geralmente, estão presentes em todas as partes da planta, com predominância nas folhas. Atuam no processo de crescimento, desenvolvimento e defesa das plantas, sendo utilizados como agentes terapêuticos na forma pura, em extratos/frações ou em misturas. A estrutura geral de um flavonoide consiste em dois anéis aromáticos ligados por uma ponte de 3 átomos de carbonos (C6-C3-C6) que podem ser subdivididos em diferentes subclasses: flavonóis, flavanonóis, flavonas, flavanonas, chalconas, isoflavonas, auronas, anticianidinas, etc. A Figura 3.4 ilustra as estruturas moleculares básicas das mencionadas subclasses de flavonoides.[14,15]

Além de suas formas livres, são também amplamente encontrados ligados com diferentes moléculas de açúcares (flavonoides glicosilados) ou acilados com ácidos fenólicos. Estima-se que mais de 6 mil diferentes flavonoides já foram isolados e identificados a partir da biodiversidade, particularmente da flora terrestre, inúmeros deles dotados de pronunciadas ações biológicas e/ou farmacológicas.[14,16,17]

Adicionalmente aos flavonoides de origem natural, existe uma gama de substâncias obtidas por meio de síntese ou semissíntese, muitas delas com promissoras ações biológicas e potencial para serem transformadas em medicamentos.[18,19]

- Ocorrência

Os flavonoides são encontrados na natureza de maneira abundante, principalmente em plantas, incluindo legumes e hortaliças (sementes, cascas, raízes, talos, flores, especialmente folhas). Eles são biossintetizados a partir das vias do ácido chiquímico e do ácido acético.

São consumidos em distintas formulações, caseiras ou comerciais, e como alimentos, presentes em vegetais e frutos (e derivados, incluindo sucos e vinhos). Os flavonoides glicosilados são mais abundantes do que as agliconas, sendo os açúcares D-glicose e L-ramnose os mais comuns.[20,21] Entre os flavonoides mais comuns e abundantes, encontram-se a rutina, a quercetina, o canferol e a miricetina.

- Métodos de obtenção

Geralmente, os flavonoides podem ser extraídos por meio de extração direta da planta com solventes, por meio de partição com solventes de polaridade crescente a partir de um extrato bruto, pelo uso de solventes a quente (extração por Soxhlet), por meio de extração por fluido supercrítico, ou ainda por meio de estratégias diferenciadas para os tipos de flavonoides, como a rutina, que pode ser obtida de diferentes formas, incluindo desde a extração com solventes e cristalização, extração assistida por micro-ondas, extração assistida por ultrassom, ou mesmo por meio de uso de técnicas simples ou mais modernas e complexas de cromatografia.[2,22]

Alguns critérios devem ser considerados para proceder à extração dos flavonoides e princípios ativos em geral, como versatilidade, facilidade/tempo, eficiência e custo do método. Quanto ao processo de isolamento/purificação, depende muito da complexidade da mistura. Em alguns casos, uma simples cristalização ou recristalização pode levar ao flavonoide puro. O uso de técnicas de cromatografia, especialmente cromatografia de coluna aberta ou *flash* em sílica-gel, tem sido amplamente realizado, em função da efetividade, da rapidez e do baixo custo. No entanto, dependendo da estrutu-

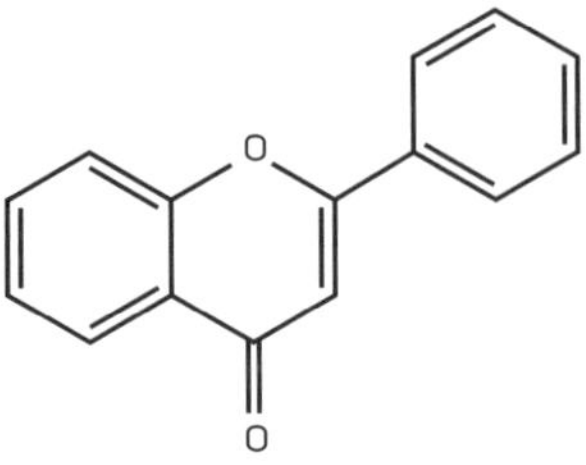

Flavona

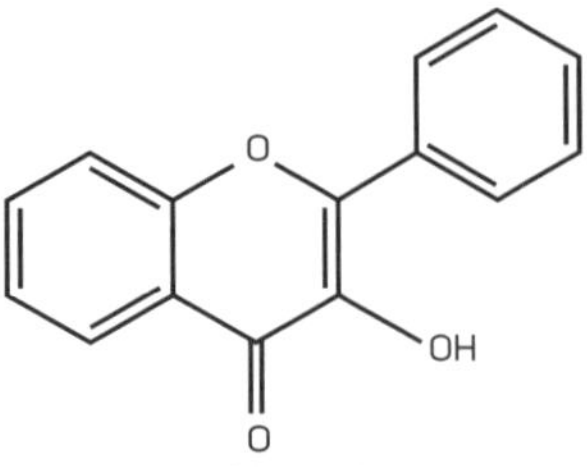

Flavonol

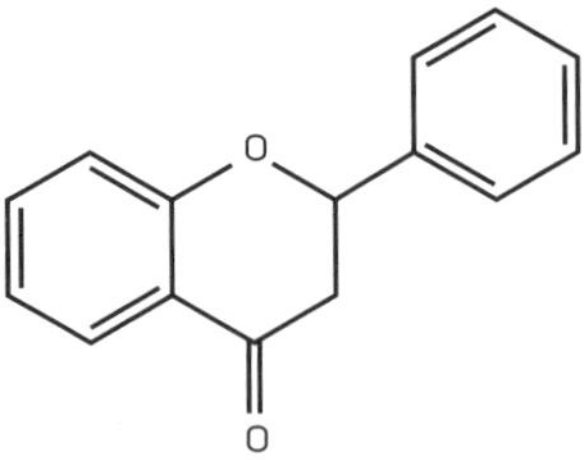

Flavanona

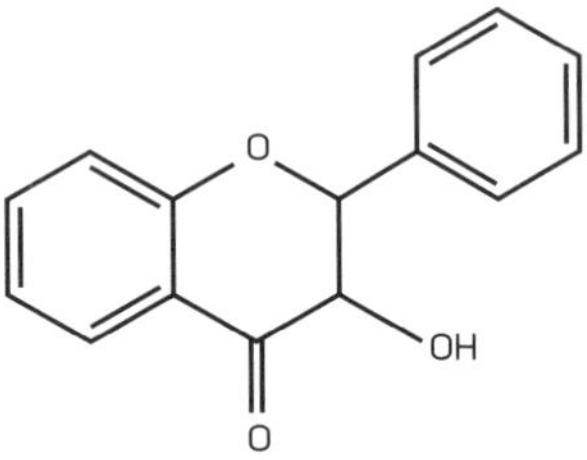

Flavanonol

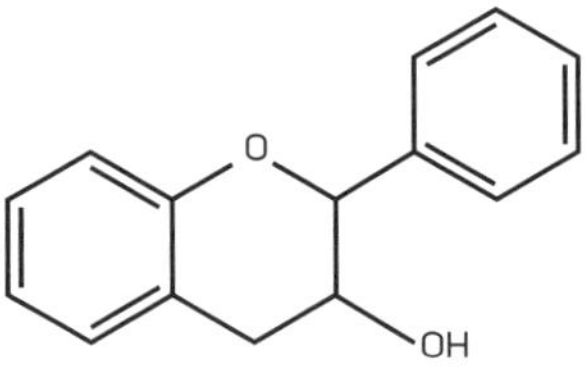

Catequina

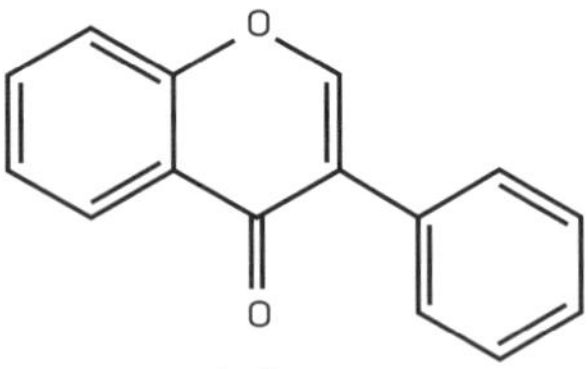

Isoflavona

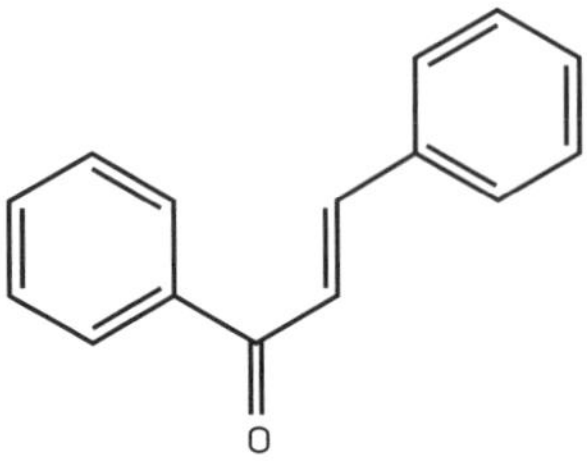

Chalcona

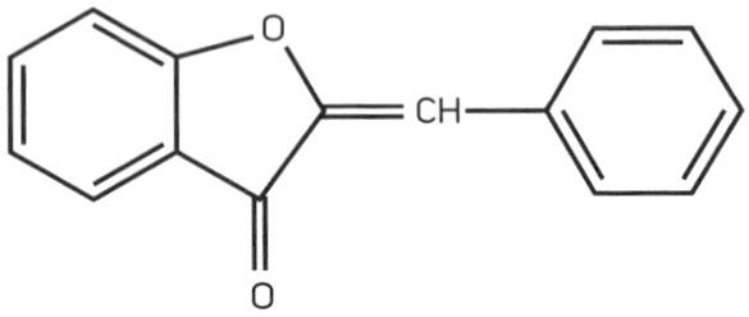

Aurona

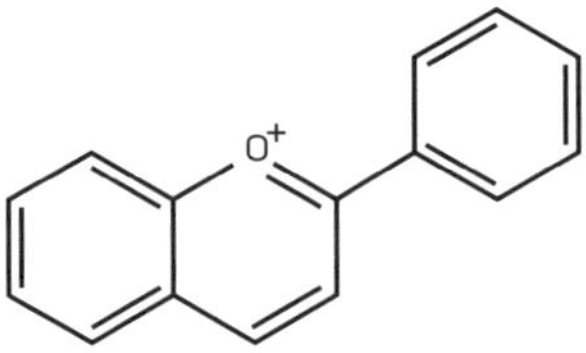

Antocianidina

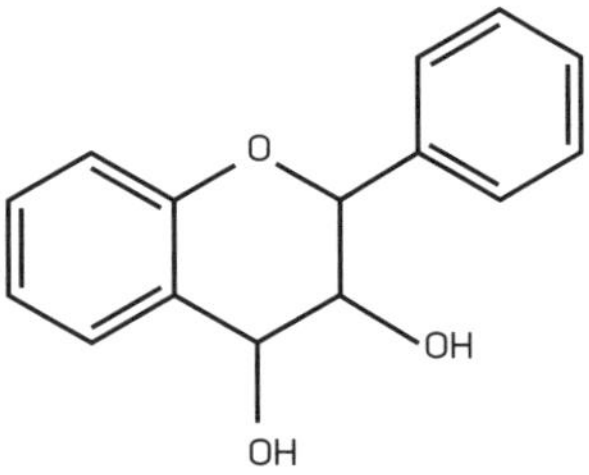

Leucoantocianidina

FIGURA 3.4

Estrutura molecular básica de diferentes subclasses de flavonoides.

ra e da complexidade da mistura, deve-se lançar mão de outras técnicas, como a cromatografia líquida de alta eficiência (CLAE/HPLC), cromatografia centrífuga, etc.[2,22]

- Exemplos marcantes

Rutina: exemplo de flavonoide glicosilado A rutina (3,3',4',5,7-penta-hidroxiflavona-3-ramnoglicosídeo) (Figura 3.5), uma das substâncias da classe dos flavonoides glicosilados (flavonóis) mais abundantes da natureza, possui uma ampla diversidade de efeitos farmacológicos comprovados em estudos experimentais *in vitro*, *in vivo* e clínicos, sendo também considerada atualmente por seus efeitos nutracêuticos.[23]

O nome, rutina, provém da planta *Ruta graveolens* (arruda), considerada uma das mais ricas fontes naturais dessa substância, a qual tem apresentado inúmeros efeitos biológicos/farmacológicos, incluindo antioxidante, anticâncer, analgésico, anti-inflamatório, vasoprotetor, neuroprotetor e cardioprotetor, entre outros.[23-25] Em 2013, existiam mais de 130 agentes medicinais contendo a rutina em suas formulações,[24] podendo também ser encontrada comercialmente para uso terapêutico na forma pura, como fitofármaco. O Brasil comercializa mais de 90% da rutina, extraída geralmente da *Dimorphandra mollis* Benth. (fava-d'anta), para o mercado internacional, sendo o Laboratório Merck o maior produtor (cultivo no Estado do Maranhão) e comprador.

Quercetina: exemplo de flavonoide aglicona O flavonoide quercetina (flavonol aglicona) (3,3',4',5,7-penta-hidroxiflavona) (Figura 3.6) é um dos mais importantes e abun-

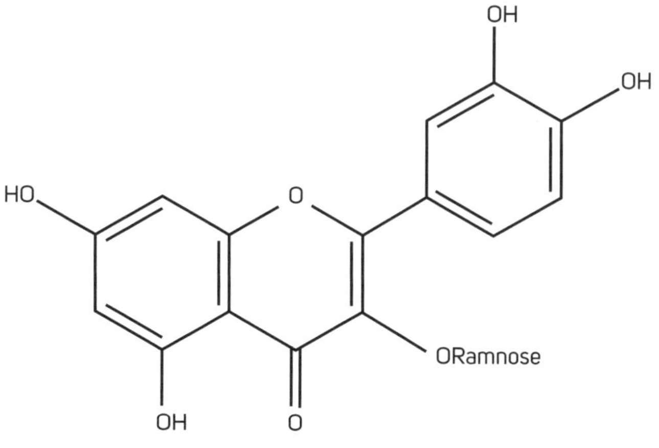

FIGURA 3.5
Estrutura molecular da rutina.

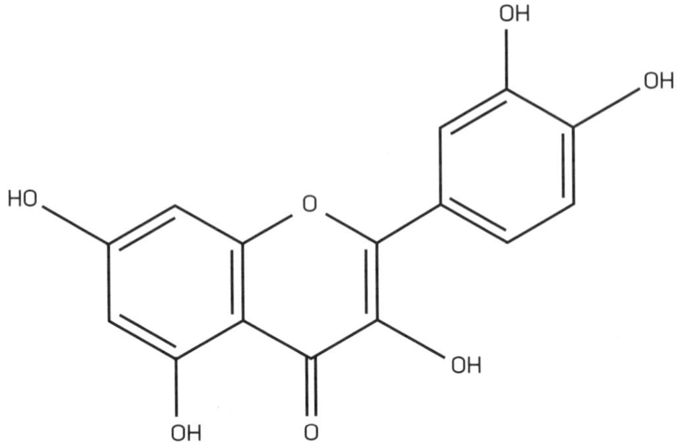

FIGURA 3.6
Estrutura molecular da quercetina.

dantes flavonoides presentes em várias fontes, incluindo alimentos (como frutos, vegetais, vinhos) e sementes, demonstrando importantes efeitos biológicos/farmacológicos, como antioxidante, anti-inflamatório, antimicrobiano, antiviral, antirradical livre, gastroprotetivo, anticâncer, antidiabético, etc.[26,27] Os promissores efeitos dessa substância, aliados à abundante ocorrência e estrutura relativamente simples que permite a obtenção de derivados mais potentes e solúveis, têm levado à produção de um significativo número de patentes.[28]

Assim como a rutina, a quercetina é comercializada na forma pura ou em diferentes preparações, estando inserida em inúmeros medicamentos fitoterápicos.

Além dos tradicionais usos terapêuticos, a quercetina demonstrou, em estudos pré-clínicos e clínicos, eficácia e segurança (Fase 1) para o tratamento de pacientes infectados com o vírus da hepatite C, doença que aflige cerca de 200 milhões de pessoas no planeta.[29]

ClCl-flav: exemplo de promissor flavonoide sintético Flavonoides de origem sintética podem constituir promissoras alternativas terapêuticas para as mais variadas patologias. Como exemplo, será ilustrado o flavonoide tricíclico sintético denominado **Cl-Cl-flav** (Figura 3.7), obtido de forma relativamente simples em duas etapas sintéticas com pureza em torno de 99%. O referido flavonoide apresentou considerável estabilidade quando submetido a alguns ensaios específicos de estabilidade. Os estudos mostraram sua efetividade contra distintas bactérias tanto gram-positivas quanto gram-negativas, com potência superior a alguns antibióticos clássicos como a ampicilina e a canamicina, além de praticamente ser destituído de efeitos toxicológicos compro-

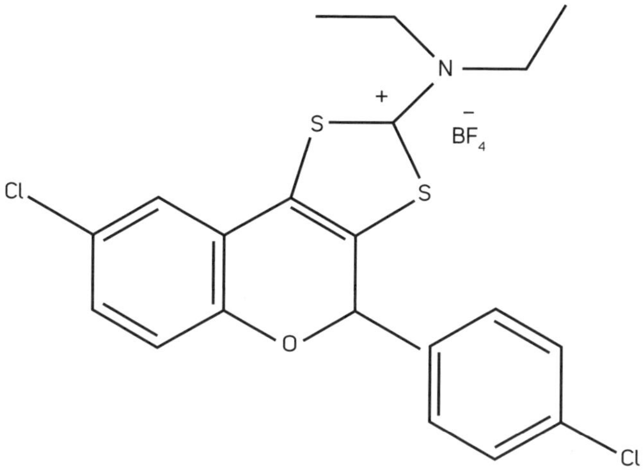

FIGURA 3.7
Estrutura molecular do ClCl-flav.

metedores, possuindo características adequadas para ser estudado mais detalhadamente, visando à obtenção de novos e potentes agentes antimicrobianos.[30]

ALCALOIDES

O uso de extratos vegetais contendo alcaloides (compostos orgânicos nitrogenados) tanto com finalidades terapêuticas quanto de intoxicação (veneno) é quase tão antigo quanto as primeiras civilizações. Como exemplo, podemos indicar o ópio, que era usado na época dos sumérios (cerca de 4 mil anos a.C.). Os primeiros alcaloides começaram a ser isolados nos séculos XVIII e XIX, como a morfina, a quinina, a estricnina, a codeína, a cafeína, a escopolamina, a emetina, a papaverina, entre muitas outras substâncias pertencentes a essa classe, várias delas usadas até hoje.

O primeiro alcaloide de origem brasileira isolado e identificado foi denominado **pereirina** (Figura 3.8), a partir das cascas da planta *Geissospermum vellosii* Allemão (Apocynaceae), conhecida mais comumente como pau-pereira.[31]

- Classificação e ocorrência

Podem ser classificados de acordo com sua rota biossintética como alcaloides verdadeiros (aqueles derivados de aminoácidos, com um átomo de nitrogênio no anel heterocíclico; p. ex., morfina), protoalcaloides (aminas simples não contendo nitrogênio em

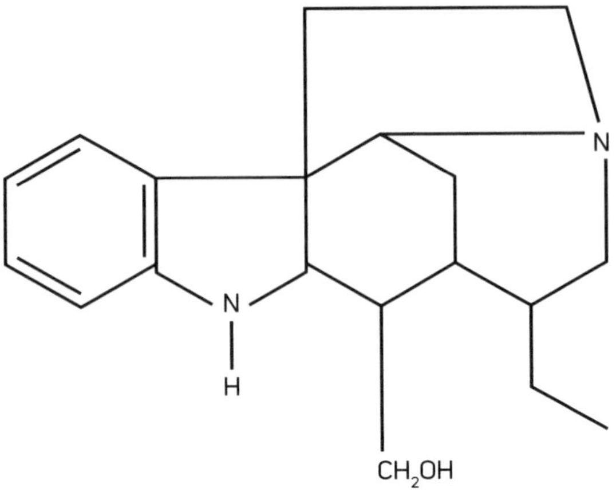

FIGURA 3.8
Estrutura molecular da pereirina.

anel heterocíclico; p. ex., mescalina) e pseudoalcaloides (aqueles não derivados de aminoácidos, com um átomo ou não de nitrogênio no anel heterocíclico; p. ex., coniina).

Geralmente, os alcaloides ocorrem de fonte natural, incluindo vegetais, animais e microrganismos. Como curiosidade, salienta-se a **epibatidina**, um alcaloide agonista de receptores nicotínicos com potente ação analgésica, isolado inicialmente da pele de um sapo tropical venenoso, da espécie *Epipedobates tricolor* (encontrado no Equador). A epibatidina foi usada como modelo para a obtenção de análogos mais potentes do que a própria morfina, como a **tebaniclina**, porém os estudos em humanos indicaram a presença de consideráveis efeitos adversos gastrintestinais, inviabilizando a continuidade dos estudos. A Figura 3.9 mostra as estruturas moleculares da epibatidina e da tebaniclina.

- **Métodos de obtenção**

Considerando a presença de pelo menos um átomo de nitrogênio na estrutura molecular de um alcaloide, conferindo caráter básico em função do par de elétrons livre e não compartilhado, a extração ácido-base com solventes orgânicos demonstra ser, na prática, a estratégia mais adequada para a obtenção de frações alcaloídicas. O isolamento de cada alcaloide na fração depende da complexidade da mistura e dos rendimentos. Outros métodos de extração podem ser utilizados, dependendo da solubilidade, como a cafeína, extraída de várias fontes com água quente e partição com solvente orgânico, seguida de recristalização, ou os alcaloides voláteis, como a coniina, extraídos inicialmente via destilação por arraste a vapor.

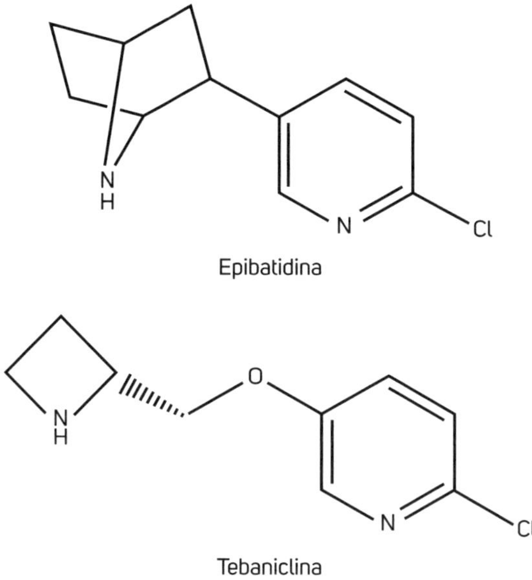

FIGURA 3.9
Estruturas moleculares da epibatidina e da tebaniclina.

- Exemplos marcantes/medicamentos

Além de suas propriedades terapêuticas e de inúmeros deles serem utilizados na forma pura como medicamentos há muitas décadas, os alcaloides são muito importantes no planejamento de fármacos, como ilustrado pela papaverina, que possibilitou a descoberta da sildenafila, mais conhecida como Viagra®, com indicação terapêutica como antidisfunção erétil. A Tabela 3.3 indica alguns importantes medicamentos à base de alcaloides com suas respectivas aplicações terapêuticas e nomes comerciais, além daqueles já mencionados na Tabela 3.1.

TERPENOS

Os terpenos, ou terpenoides, consistem em uma das maiores classes de compostos naturais, com ocorrência majoritária nas plantas superiores. Exercem funções importantes no crescimento e no desenvolvimento das plantas, além de produzirem interações químicas de proteção ambiental. Essas substâncias têm sido aproveitadas tanto nas áreas farmacêuticas e alimentícias quanto nas áreas de biocombustíveis e inseticidas.[32]

TABELA 3.3
Exemplos de medicamentos à base de alcaloides disponíveis no mercado farmacêutico

NOME DO ALCALOIDE	PRINCIPAL FONTE	APLICAÇÕES	NOME COMERCIAL
Aconitina	*Aconitum napellus* L.	Reumatismo, dor	Bronpax*
Ajmalina	*Rauwolfia serpentina*	Arritmia cardíaca	Raowopur
Boldina	*Peumus boldus* Molina	Constipação	Boldosal
Catina	*Catha edulis* (Vahl) Endl.	Anorexia	Amorphan
Emetina	*Psychotria ipecacuanha*	Parasitas intestinais	Ipecac
Lobelina	*Lobelia chinensis* Lour.	Abuso de drogas	Lobatox
Pilocarpina	*Pilocarpus microphyllus* Stapf ex Wardleworth	Glaucoma	Piladren
Raubasine	*Rauwolfia* sp.	Doenças vasculares	Circolene

* Retirado do mercado devido à toxicologia, mas na China é utilizado em baixas doses.

No âmbito medicinal, os estudos experimentais com essas substâncias são muito promissores, pois além de vários já disponíveis no mercado farmacêutico na forma pura ou em outra formulação, muitos terpenos têm demonstrado potencial biológico ou farmacológico para combater as mais distintas patologias, incluindo doenças cardiovasculares, infecciosas e inflamatórias, entre outras.[33-35]

- Ocorrência e classificação

Os terpenos ocorrem em praticamente todas as fontes naturais, como animais (mamíferos e microrganismos, especialmente fungos), produtos marinhos (algas, esponjas, etc.), mas especialmente em plantas superiores, estando distribuídos nas diferentes partes (sementes, flores, folhas, raízes e cascas/madeira).

Os terpenos são classificados de acordo com o número de unidades de isoprenos. Os hemiterpenos possuem 5 átomos de carbono, enquanto os monoterpenos, 10. Os sesquiterpenos possuem 15 átomos de carbono; os diterpenos, 20; os triterpenos, 30; e os tetraterpenos, 40. Monoterpenos e sesquiterpenos são os principais constituintes de óleos essenciais.

• Métodos de obtenção

A literatura reporta inúmeras metodologias para a obtenção/extração de terpenos, dependendo de sua classificação/estrutura e complexidade da amostra. No caso dos monoterpenos e/ou sesquiterpenos presentes nos óleos essenciais, muitas vezes são inicialmente obtidos por meio de destilação por arraste a vapor ou métodos derivados similares, como a destilação fracionada ou a vapor com vácuo. Usam-se, ainda, os métodos de prensagem a frio, hidrodestilação, extração por solventes ou por fluidos supercríticos.

As outras classes de terpenos também podem ser obtidas por alguns desses métodos. Porém, a extração por solventes tanto via partição com solventes orgânicos apolares (hexano, diclorometano ou clorofórmio) a partir de um extrato bruto quanto por extração com solventes orgânicos diretamente da amostra são métodos comumente mais utilizados, especialmente no âmbito científico e não comercial.[2]

Para a purificação, geralmente usa-se cromatografia em coluna, mas outras técnicas como cromatografia centrífuga ou cromatografia líquida de alta eficiência (CLAE), entre outras, também são utilizadas.

• Exemplos marcantes

São inúmeros os terpenos com destaques em sua aplicação em produtos para melhorar a qualidade de vida humana. Nesse contexto, foram selecionados alguns terpenos importantes nas distintas áreas.

Exemplo 1: Acheflan Em junho de 2005, o lançamento do fitoterápico Acheflan pela indústria farmacêutica brasileira foi um fator que motivou e impulsionou as pesquisas brasileiras na área de plantas medicinais nos últimos anos. Foi também grande responsável pela maior interação de universidade ou centros de pesquisa com as indústrias farmacêuticas no País. Obtido inicialmente na forma de creme como agente analgésico e anti-inflamatório a partir da reputada planta medicinal conhecida como erva-baleeira (*Cordia verbenacea* DC), o Acheflan encontra-se atualmente no mercado farmacêutico sob distintas fórmulas farmacêuticas, sendo o carro-chefe de vendas de medicamentos fitoterápicos no País, e é exportado para outros países.

Entre os vários princípios ativos presentes na planta, incluindo vários terpenos, o medicamento, obtido à base do óleo essencial das folhas, possui como principal princípio ativo e marcador o sesquiterpeno alfa-humuleno (Figura 3.10).[2,4]

Exemplo 2: Inseticida (azadiractina A) Inseticidas, conhecidos como substâncias químicas utilizadas para atrair, repelir e matar insetos, são essenciais para usos especialmente na agricultura como defensivos de plantas, sendo os de origem natural, menos agressivos, os mais procurados, e inúmeros já foram desenvolvidos e estão disponíveis no mercado em todo o mundo. Nessa gama de diversidade de substâncias na-

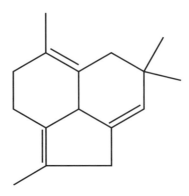

FIGURA 3.10
Estrutura molecular do alfa-humuleno.

turais com potencial inseticida, destacam-se os terpenos, como α-pineno, β-pineno, 3-careno, limoneno, mirceno, α-terpineno, canfeno, entre muitos outros.

O óleo de Neem, obtido a partir da planta *Azadirachta indica* A. Juss., tem sido um dos grandes destaques na agricultura brasileira em função de sua alta efetividade. A **azadiractina A** (tetranortriterpenoide ou limonoide) (Figura 3.11), seu principal princípio ativo, atua sob quatro formas de ação sobre os insetos: efeito antialimentar, efeito regular do crescimento, efeito inibidor da reprodução e efeito repelência de postura.

Já foi aprovado pelo Ministério da Agricultura, Pecuária e Abastecimento e está sendo comercializado com êxito, de forma segura, eficaz e natural, o produto à base exclusiva de azadiractina A, conhecido como Azamax®, com registro para utilização em frutas, hortaliças e café.

Exemplo 3: Alimento (betacaroteno/vitamina A) Inúmeros terpenos são importantes para a alimentação, destacando-se o betacaroteno, de cor laranja-avermelhada e presente em muitas plantas e alimentos, como a cenoura. No organismo humano, transforma-se em **vitamina A** (retinol), outro terpeno de importância fundamental para a vida humana.

O **betacaroteno**, além de desempenhar um papel vital na saúde ocular, evitando a cegueira, auxilia na redução do risco de doença coronariana, de acidente vascular cerebral e outras doenças relacionadas com a idade, em função de sua ação antioxidante, fortalecendo o sistema imunológico como um todo e prevenindo doenças relacionadas aos pulmões e do sistema respiratório em geral.

A vitamina A, encontrada em inúmeras frutas, verduras, fígado, gema de ovo, leite, etc., combate várias doenças, além de ter efeito preventivo contra infecções, câncer, etc. Fortalece o sistema imunológico, sendo sua ingestão estimulada pelos órgãos de saúde governamentais para minimizar/reduzir a mortalidade infantil.

A Figura 3.12 mostra as estruturas moleculares do betacaroteno e da vitamina A.

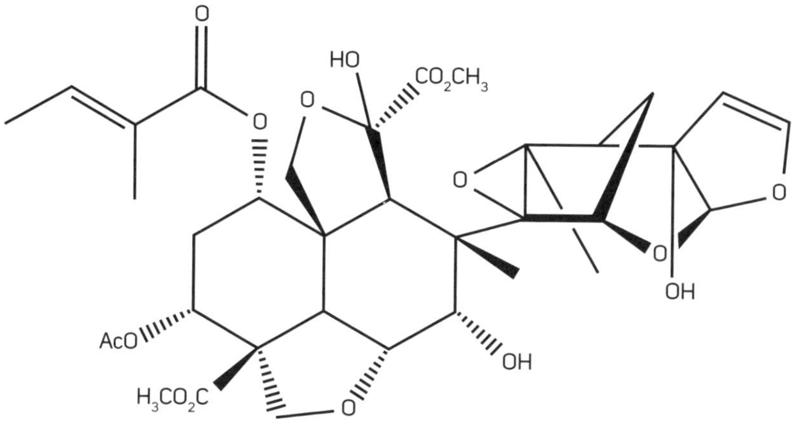

FITOTERAPIA AVANÇADA

FIGURA 3.11
Estrutura molecular da azadiractina A.
Ac = COCH$_3$

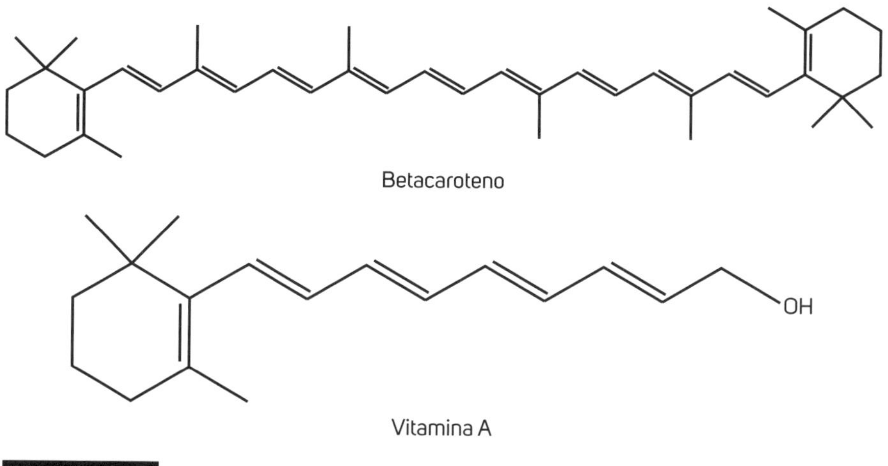

FIGURA 3.12
Estruturas moleculares do betacaroteno e da vitamina A.

CONSIDERAÇÕES FINAIS

Uma única planta pode conter centenas de substâncias, muitas delas com potencial terapêutico. Além das três grandes classes de princípios ativos naturais abordadas neste capítulo (flavonoides, alcaloides e terpenos), há outras classes de suma importância presentes nas plantas e nos fitoterápicos, com destaque para as xantonas, os taninos, os ácidos fenólicos, as saponinas, as lignanas, entre outras.

A variabilidade em termos de quantidade ou mesmo da qualidade dos princípios ativos está relacionada a vários fatores, que podem influenciar direta ou indiretamente em sua produção, como os fatores ambientais-sazonais (clima e tipo de solo), estágio de crescimento do produto estudado, ação de animais, uso de defensivos agrícolas, etc.[2]

O processo de obtenção e caracterização desses princípios ativos pode envolver muitas etapas experimentais,[2,36] sendo de grande importância o grau de conhecimento de quem está à frente dos procedimentos. Está também relacionado a distintos fatores, que vão desde a modernidade do laboratório (equipamentos modernos, de ponta) até a experiência da equipe experimental, sendo a cooperação técnica entre distintas instituições uma estratégia exitosa para atingir as metas estabelecidas.

REFERÊNCIAS

1. Newman DJ, Cragg GM. Natural products as sources of new drugs over the 30 years from 1981 to 2014. J Nat Prod. 2016;79(3):629-61.
2. Cechinel Filho, V. Medicamentos de origem vegetal: atualidades, desafios, perspectivas. Itajaí: Univali; 2017.
3. Barreiro EJ, Bolzani VS. Biodiversidade: fonte potencial para a descoberta de fármacos. Quim Nova. 2009;32(3):679-88.
4. Niero R, Cechinel Filho V, Yunes RA. Medicinal plants and phytomedicines. In: Cechinel Filho V, editor. Natural products as source of molecules with therapeutic potential: research & development, challenges and perspectives. Gewerbestrasse: Springer; 2018. p. 1-33.
5. Press NJ, Joly E, Artl O. Natural product drug delivery: a special challenge? Prog Med Chem. 2019;58:157-87.
6. San Feliciano A, Castro MA, López-Pérez JL, del Olmo E. The importance of structural manipulation of natural compounds in drug discovery and development. In: Cechinel Filho V, editor. Plant bioactives and drug discovery: principles, practice and perspectives. Hoboken: Wiley; 2012. p. 127-60.
7. RA, Cechinel Filho V. Novas perspectivas dos produtos naturais na química medicinal moderna. In: Cechinel Filho V, Yunes RA, editores. Química de produtos naturais: novos fármacos e a moderna farmacognosia. Itajaí: Univali; 2016. p. 323-47.
8. Beutler JA. Natural products as a foundation for drug discovery. Curr Protocols Pharmacol. 2019;86(1):e67.
9. Raulf A, Imran M, Suleria HAR, Ahmad B, Peters DG, Mubarak MS. A comprehensive review of the health perspectives of resveratrol. Food Funct. 2017;8(12):4284-305.
10. Khanna C, Rosenberg M, Vail DM. A review of paclitaxel and novel formulations including those suitable for use in dogs. J Vet Intern Med. 2015;29(4):1006-12.
11. Wen G, Qu XX, Wang D, Chen XX, Tian XC, Gao F, et al. Recent advances in design, synthesis and bioactivity of paclitaxel-mimics. Fitoterapia. 2016;110:26-37.
12. Pereira RB, Evdokimov NM, Lefranc F, Valentão P, Kornienko A, Pereira DM, et al. Marine-derived anticancer agents: clinical benefits, innovative mechanisms, and new targets. Mar Drugs. 2019;17(6):pii E329.
13. Costa-Lotufo LV, Wilke DV, Jimenez PC. Organismos marinhos como fonte de novos fármacos: histórico & perspectivas. Quim Nova. 2009;32(3):703-6.
14. Muschietti LV, Martino VS. Actividades biológicas de los flavonoides naturales. In: Cechinel Filho V, Yunes RA, editores. Química de produtos naturais: novos fármacos e a moderna farmacognosia. Itajaí: Univali; 2016. p. 215-65.
15. Seelen D, Pardi V, Murata RM. Review of flavonoids: a diverse group of natural compounds with anti-Candida albicans activity in vitro. Arch Oral Biol. 2017;76:76-83.
16. Panche AN, Diwan AD, Chandra SR. Flavonoids: an overview. J Nutr Sci. 2016;5:e47.
17. Nagula RL, Wairkar S. Recent advances in topical delivery of flavonoids: a review. J Control Release. 2019;296:190-201.
18. Sarbu LG, Bahrin LG, Babii C, Stefan M, Birsa ML. Synthetic flavonoids with antimicrobial activity: a review. J Appl Microbiol. 2019;127(5):1282-90.

19. Ribaudo G, Coghi P, Zanforlin E, Law BYK, Wu YYJ, Han Y, et al. Semissynthetic isoflavones as BACE-1 inhibitors against Alzheimer's disease. Bioor Chem. 2019;87:474-83.
20. Coutinho MAS, Muzitano MF, Costa SS. Flavonoides: potenciais agentes terapêuticos para o processo inflamatório. Rev Virtual Quim. 2019;1(3):241-53.
21. Verri WA, Vicentini FTMC, Bacarat M, Casagrande R. Flavonoids as anti-inflammatory and analgesic drugs: mechanisms of action and perspectives in the development of pharmaceutical forms. Studies Nat Prod Chem. 2011;36:297-330.
22. Gullón B, Lú-Chau TA, Moreira MT, Lema JM, Eibes G. Rutin: a review on extraction, identification and purification methods, biological activities and approaches to enhance its bioavailability. Trends Food Sci Technol. 2017;67:220-35.
23. Ganeshpurkar A, Saluja AK. The pharmacological potential of rutin. Saudi Pharm. 2017;25(2):149-64.
24. Chua LS. A review on plant-based Rutin extraction methods and its pharmacological activities. J Ethnopharmacol. 2013;150(3):805-17.
25. Sharma S, Ali A, Ali J, Sahni JK, Baboota S. Rutin: therapeutic potential and recent advances in drug delivery. Expert Opin Investig Drugs. 2013;22(8):1063-79.
26. Kawabata K, Mukai R, Ishisaka A. Quercetin and related polyphenols: new insights and implications for their bioactivity and bioavailability. Food Funct. 2015;6(5):1399-417.
27. Kim JK, Park SU. Quercetin and its role in biological functions: an updated review. Excli J. 2018;17:856-63.
28. Sharma A, Kasyap D, Sak K, Tuli HS, Sharma AK. Therapeutic charm of quercetin and its derivatives: a review of research and patents. Pharm Pat Anal. 2018;7(1):15-32.
29. Lu NT, Crespi CM, Liu NM, Vu JQ, Ahmadieh Y, Wu S, et al. A phase I dose escalation study demonstrates quercetin safety and explores potential for bioflavonoid antivirals in patients with chronic hepatitis C. Phytother Res. 2016;30(1):160-8.
30. Babii C, Mihalache G, Bahrin LG, Neagu AN, Gostin I, Mihai CT, et al. A novel synthetic flavonoid with potent antibacterial properties: in vitro activity and proposed mode of action. PLoS ONE. 2018;13(4):e0194898.
31. Almeida MR, Lima JA, Santos NP, Pinto AC. Pereirina: o primeiro alcaloide isolado no Brasil? Rev Bras Farmacogn. 2009;19(4):942-52.
32. Niero R, Malheiros A. Principais aspectos químicos e biológicos de terpenos. In: Cechinel Filho V, Yunes RA, editores. Química de produtos naturais: novos fármacos e a moderna farmacognosia. Itajaí: Univali; 2016. p. 323-47.
33. Carvalho AMS, Heimfarth L, Santos KA, Guimarães AG, Picot L, Almeida JRGS, et al. Terpenes as possible drugs for the mitigation of arthritic symptoms: a systematic review. Phytomedicine. 2019;57:137-47.
34. Silva EAP, Carvalho JS, Guimarães AG, Barreto RSS, Santos MRV, Barreto AS, et al. The use of terpenes and derivatives as a new perspective for cardiovascular disease treatment: a patent review (2008-2018). Expert Opin Ther Pat. 2019;29(1):43-53.
35. Tariq S, Wani S, Rasool W, Shafi K, Bhat MA, Prabhakar A, et al. A comprehensive review of the antibacterial, antifungal and antiviral potential of essential oils and their chemical constituents against drug-resistant microbial pathogens. Microb Pathog. 2019;134:103580.
36. Queiroz EF, Hostettmann K, Wolfender JL. Modern approaches in the search for new active compounds from crude extracts of natural sources. In: Cechinel Filho V, editor. Plant bioactives and drug discovery: principles, practice and perspectives. Hoboken: Wiley; 2012. p. 43-80.

4

ESTUDOS CLÍNICOS DE PLANTAS MEDICINAIS E FITOTERÁPICOS:

AVANÇOS, PERSPECTIVAS E INTERAÇÃO NAS UNIVERSIDADES E NAS INDÚSTRIAS FARMACÊUTICAS

Da prospecção de uma planta com potencial terapêutico até sua transformação em produto e chegada ao mercado, percorre-se um extenso caminho, que será descrito com alguns detalhes neste capítulo. Comumente, aparecem plantas medicinais que estão "na moda", sendo amplamente utilizadas pela população e propagadas entre profissionais da área da saúde, e seus resultados clínicos são muitas vezes surpreendentes. Neste capítulo, serão abordados alguns exemplos dessas plantas e de fitoterápicos desenvolvidos ou em desenvolvimento no Brasil relacionados a seus respectivos estudos clínicos, exemplos de plantas e seus escassos resultados clínicos. Além disso, o leitor será instruído a ter senso crítico.

ESTADO DE ARTE NO BRASIL E NO MUNDO

Nas recentes décadas, as propriedades medicinais de plantas superiores têm sido relatadas das mais diferentes formas em todo o mundo, incluindo artigos científicos, livros, monografias, dissertações e teses. A cada ano, incontáveis descobertas promissoras são relatadas, com muitos extratos, frações ou moléculas isoladas com potenciais farmacológicos/biológicos muitas vezes bastante superiores àqueles utilizados na clínica médica. No entanto, poucos medicamentos fitoterápicos ou fitofármacos são efetivamente desenvolvidos e aprovados para uso da população. Isso ocorre porque, a partir da prospecção até a chegada ao mercado, importantes e criteriosas etapas devem ser concretizadas. Entre os critérios (frequentemente considerados os maiores obstáculos) encontram-se os estudos clínicos, aqueles realizados em seres humanos, obrigatórios para que um medicamento seja aprovado pelos órgãos reguladores.

As etapas que envolvem a descoberta de uma substância (ou extrato ou, ainda, mistura de extratos) bioativa até o produto final, com as características de um agente terapêutico efetivo e seguro, conforme já mencionado, são muito árduas e passam por um longo e custoso processo. Exige-se um investimento financeiro muito significativo em recursos humanos, na aquisição de equipamentos de ponta e outros serviços necessários para o cumprimento das etapas experimentais e regulatórias. Independentemente do tamanho da indústria farmacêutica, evidenciou-se, nos últimos anos, uma maior aproximação desta com as universidades ou os centros de pesquisa, diminuindo, assim, os custos envolvidos, especialmente para a capacitação de recursos humanos especializados, e facilitando a captação de recursos de órgãos governamentais, tanto para as empresas como para as universidades ou os centros de pesquisa. Em um livro prévio editado pelo autor,[1] um dos capítulos[2] trata das cooperações de âmbito mundial envolvendo universidade e indústrias farmacêuticas.

Apesar da riquíssima biodiversidade brasileira, uma das maiores do mundo, e de inúmeros grupos de pesquisa trabalhando exaustivamente nas instituições de pesquisa e produzindo relevantes resultados e artigos científicos em periódicos científicos internacionais de ponta, ainda são muitas as barreiras que o País enfrenta para avançar na produção de novos e efetivos medicamentos, conforme indicado a seguir.

- **Alto risco e custo para desenvolver medicamentos:** a necessidade de altos investimentos e os riscos desmotivam as indústrias de pequeno ou médio porte a investirem.
- **Tempo demasiado do laboratório ao mercado:** além do risco e do alto investimento, o longo tempo para que uma promessa se transforme em produto acaba afugentando o propenso investidor.
- **Poucas empresas investindo em pesquisa e desenvolvimento:** como é a cultura no País, não são muitas as empresas que investem em pesquisa e desenvolvimento na busca de novos medicamentos, preferindo atuar na produção de medicamentos consagrados e/ou genéricos/similares.
- **Falta de maturidade em inovação tecnológica:** o País precisa avançar muito em inovação tecnológica. Os dados demonstram uma diferença diametral entre o que se produz cientificamente e o que se produz em termos de inovação tecnológica.
- **Mudança de políticas (universidades, indústrias e governo) em razão da rotatividade de pessoas:** a rotatividade de pessoas, especialmente nas indústrias e no governo, tem sido um fator muito negativo, causando retrabalhos e atrasos em projetos relevantes na produção de novos medicamentos.
- **Poucos pesquisadores (M/D) na indústria:** ao contrário de países desenvolvidos que possuem cientistas em suas empresas, no Brasil essa cultura precisa avançar

sobremaneira, embora em algumas regiões esse índice demonstre sinal de crescimento, como no Sudeste.
- **Processo regulatório:** conforme será descrito posteriormente, a complexidade do processo regulatório – que exige etapas de alto investimento, especialmente estudos clínicos (em humanos) complexos, uma vez que temos pouca competência estabelecida nessa área – desestimula as indústrias ao investimento.
- **Resistência de pesquisadores:** ainda é preciso mudar substancialmente a cultura que existe nas instituições de pesquisa no País, tanto de âmbito público quanto privado, uma vez que os pesquisadores, em geral, estão focados na produção de conhecimento, e poucos atuam com o viés de inovação tecnológica.
- **Pouca valorização de patentes:** até pouco tempo, ainda eram raras as instituições que valorizavam as patentes, mas essa realidade tem mudado gradativa e positivamente, podendo alcançar resultados motivadores para a mobilização de pesquisadores para que atuem em inovação tecnológica.

Para a academia, adentrar no mundo da inovação tecnológica (especificamente, na produção de novos medicamentos de origem vegetal) representa muito mais do que a realização de um sonho do pesquisador de transformar sua descoberta em um produto útil para a sociedade. A seguir, serão descritas algumas vantagens para a academia e seus inventores.

- **Royalties, universidade e pesquisadores:** o desenvolvimento de um novo medicamento e seu consequente registro e disponibilização no mercado podem representar recursos extras para os pesquisadores e para as universidades, desde que tudo seja previamente atrelado em contratos.
- **Melhoria de infraestrutura:** a realização de projetos, com apoio das indústrias ou do governo, pode gerar oportunidades para melhoria de infraestrutura na academia para o desenvolvimento de ensino, pesquisa, extensão e prestação de serviços, facilitando a certificação de laboratórios.
- **Aumento do número de pesquisadores:** a realização de projetos em parceria com indústrias farmacêuticas possibilita o aumento do contingente de pesquisadores na área.
- **Formação de recursos humanos especializados:** geralmente, os projetos dessa natureza permitem a inserção de alunos bolsistas, tanto de iniciação científica quanto de mestrado, doutorado ou pós-doutorado, contribuindo para a formação de recursos de alto nível para atuarem no mercado de trabalho.
- **Experiência em inovação tecnológica:** o desenvolvimento de projetos na área permite a aquisição de experiências importantes em inovação tecnológica, tanto para as indústrias como para as academias e seus pesquisadores.
- **Contribuição para o desenvolvimento socioeconômico:** a importância da descoberta de um novo medicamento contribui imensamente para o desenvolvimento socioeconômico do país, o que pode ser refletido na frase proferida há cerca de 100

anos por Sir Robert: "Uma planta pode conter centenas de substâncias diferentes. A descoberta de uma só delas pode ser mais importante para a humanidade do que a descoberta de uma nova galáxia".

DA PROSPECÇÃO AO MERCADO: PRINCIPAIS ETAPAS

Como é de conhecimento da comunidade científica mundial, para que um determinado medicamento (alopático ou fitoterápico) seja legalmente aprovado e disponibilizado para a população por meio das indústrias farmacêuticas, existem muitas etapas a serem cumpridas, que vão muito além da prospecção e da comprovação dos efeitos medicinais. Nesse contexto, é importante destacar que cada país tem suas próprias legislações. No caso dos fitoterápicos ou fitofármacos, literaturas recentes têm abordado com detalhes essas exigências regulatórias, como é o caso dos países do Mercosul[3] e da União Europeia, do Japão e dos Estados Unidos.[4,5]

No Brasil, a agência reguladora de registros de medicamentos em todo o território nacional denomina-se Agência Nacional de Vigilância Sanitária (Anvisa), que preconiza, de acordo com a Lei nº 5.991/1973, que medicamento é "[...] todo produto farmacêutico, tecnicamente obtido ou elaborado, com finalidade profilática, curativa, paliativa, ou para fins de diagnóstico".[6] Assim, independentemente da natureza, produtos com alegadas finalidades terapêuticas requerem, por meio de indústria autorizada, a aprovação de registro pela Anvisa para sua preparação e comercialização. Para que isso ocorra, a Anvisa precisa analisar e aprovar toda a documentação administrativa e técnico-científica relacionada à qualidade, à segurança e à eficácia do propenso medicamento.

A seguir, estão descritas as etapas requeridas para efetivar o processo de registro de novos medicamentos.

ESTUDOS PRÉ-CLÍNICOS FARMACOLÓGICOS E TOXICOLÓGICOS

Antes da realização dos testes em seres humanos (estudos clínicos), são necessárias investigações em laboratórios, cujos ensaios biológicos são conduzidos, em geral, em células e/ou animais (também chamados de estudos *in vitro* e/ou *in vivo*), e permitem avaliar o possível efeito biológico ou farmacológico – e, ainda, toxicológico – e estabelecer as doses e a via mais adequada. Nessa fase, também podem ser realizados ensaios que permitem evidenciar possíveis mecanismos de ação do medicamento.

ESTUDOS DE DESENVOLVIMENTO DO MEDICAMENTO

Nessa fase, são realizados estudos visando estabelecer a qualidade do produto e sua formulação mais adequada, considerando sua estabilidade.

ESTUDOS CLÍNICOS (FASES 1 A 3)

Essa etapa, crucial para o registro do medicamento, tem sido a mais complexa e é tema deste capítulo, pois além do tempo e do alto custo envolvido, existem algumas variáveis a serem consideradas antes de seguir adiante, como veremos posteriormente.

Muitas tentativas de desenvolver novos medicamentos acabam sendo descontinuadas a partir dessa etapa de estudos clínicos em virtude da ausência de informações sobre sua complexidade.

- Fase 1

Realiza-se o teste do medicamento pela primeira vez em um ser humano, geralmente um indivíduo saudável, destituído de alguma doença foco do propenso medicamento. Na Fase 1, serão analisadas as diferentes vias de administração em distintas doses, e é considerada a fase de testes iniciais de segurança e de interação com outras drogas ou álcool, com a participação de 20 a 100 indivíduos saudáveis.

- Fase 2

Aproximadamente 100 a 300 indivíduos acometidos pela doença ou condição para a qual o procedimento está sendo estudado participam dessa fase, que visa obter mais subsídios de segurança e eficácia do novo medicamento ou procedimento.

- Fase 3

Considerada a mais complexa e crucial, pois essa fase é decisiva para a aprovação do medicamento pela Anvisa, já que, após a conclusão do estudo-piloto, grandes estudos multicêntricos acompanham milhares de pacientes (5 a 10 mil, em geral). Dependendo da doença em foco, esse acompanhamento é feito por longo tempo, muitas vezes ocorrendo a comparação com outros tratamentos existentes e recomendados para a mesma patologia. Nessa fase, obtêm-se mais informações sobre segurança, eficácia e interação de medicamentos. São esses os estudos que permitirão compor a bula do medicamento, com a descrição da posologia e dos cuidados.

- Pós-mercado (Fase 4)

Após o registro e a comercialização, inicia-se a fase de acompanhamento por parte da farmacovigilância, no sentido de supervisionar possíveis efeitos adversos causados pelo uso do medicamento, garantindo seus efeitos benéficos indicados pela bula. Muitas vezes são identificados problemas não previstos que ensejam a retirada do medicamento do mercado.

No entanto, quando tratar-se de um novo fitoterápico, outras etapas devem compor o processo, como os estudos fitoquímicos, estudos agroindustriais, entre outros, para conhecer os marcadores/princípios ativos e a parte da planta/época do ano para a colheita.

PLANTAS MEDICINAIS *VERSUS* MODISMO: EXEMPLOS PRÁTICOS

A ausência de políticas efetivas de fiscalização de medicamentos, especialmente os de origem vegetal (fitoterápicos), tem levado a população a utilizar produtos caseiros ou até mesmo plantas *in natura* ditas milagrosas, com alto potencial terapêutico, cujas informações disseminadas pelas distintas mídias, sem comprovação científica, acabam comprometendo a saúde humana.

A literatura, científica ou não, é recheada de exemplos de uso indevido de produtos que são apregoados como milagrosos, mas que causam efeitos nocivos, levando muitas vezes até mesmo a óbito, como já descrito em outros capítulos deste livro.

Além disso, existe uma gama de chás, sucos, xaropes, tinturas, óleos, pomadas, cremes, etc. à disposição da sociedade, disponibilizados tanto por vendedores ambulantes quanto por lojas de produtos naturais, inúmeros deles sem registro ou comprovação de sua eficácia e segurança.

A partir desse viés, serão abordados três exemplos práticos: confrei, babosa e medicamentos falsificados.

O CASO DO CONFREI

A planta *Symphytum officinale* L., conhecida como confrei (Figura 4.1), foi, em um passado recente (cerca de 20 a 30 anos), imensa e descontroladamente divulgada como um remédio efetivo para o tratamento de várias doenças, incluindo úlcera, artrite, infecções, problemas de fígado, etc. Mais tarde, descobriu-se que a ingestão do chá ou da folha por períodos prolongados provocava o aparecimento de câncer de fígado e morte em função da presença de substâncias tóxicas e carcinogênicas, como os alcaloides pirrolizidínicos.[7] Essa planta foi banida para uso clínico e oral em vários países, como Estados Unidos e Brasil, sendo usada apenas topicamente, em função de suas reputadas ações cicatrizantes.

O CASO DA BABOSA

Os benefícios da *Aloe vera*, conhecida amplamente como babosa (Figura 4.2), incluem desde o cuidado da beleza e da saúde, devido às suas consagradas propriedades hidra-

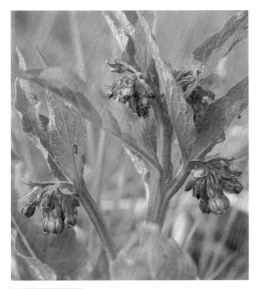

FIGURA 4.1
Partes aéreas da planta *Symphytum officinale* L., conhecida como confrei.
Ver imagens coloridas no encarte.
Fonte: Shutterstock/dabjola

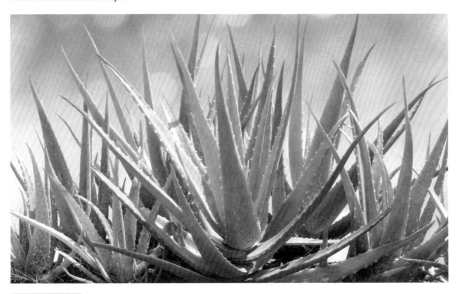

FIGURA 4.2
Partes aéreas da *Aloe vera* (babosa).
Fonte: Shutterstock/deawss

tantes para cabelos e pele, até os medicinais, com apregoados efeitos terapêuticos, especialmente seu gel, eficaz no tratamento tópico de queimaduras, escoriações, psoríase, entre outras doenças da pele.

Na década de 1990, houve a disseminação por todos os meios, inclusive televisivo, do revolucionário produto à base de babosa, o qual, segundo se informava, possuía o poder de cura para inúmeras doenças, inclusive o câncer. O produto, desenvolvido e divulgado amplamente por um frade, o Frei Romano Zago, que escreveu um livro sobre a suposta cura do câncer pela babosa, era comercializado pela internet e por demais meios, e ganhou força não apenas no Brasil, mas também no exterior. Considerado herói por uns e charlatão por outros, especialmente pelos cientistas, o Frei ganhou imensa notoriedade instantânea, que foi gradativamente se esvaindo à medida que não havia estudos comprovatórios da eficácia do produto para o tratamento contra o câncer.

No entanto, a polêmica durou bastante tempo, inclusive obrigando a Sociedade Brasileira de Oncologia Clínica (SBOC) a manifestar-se por meio de uma nota, enfatizando "[...] a importância de os pacientes seguirem os tratamentos convencionais, recomendados por médicos oncologistas clínicos, que possuem protocolos de pesquisa e controles sistemáticos de seus efeitos".[8] Dizia, ainda, que "[...] informações falsas disseminadas na internet criam falsas esperanças a pacientes e prejudicam seus tratamentos".[8] E reiterava "[...] seu apoio apenas a condutas que tenham evidências científicas de benefício clínico no tratamento do câncer".[8]

Após, descobriu-se que a aloína, um dos princípios ativos presentes na planta, irritava a mucosa intestinal com um efeito laxante sério, além de outros efeitos adversos, levando à retirada da substância dos produtos à base da babosa para uso interno.

Assim como veio, a onda passou, mas com certeza deixou sequelas e lições para que se tenha mais cuidado com a saúde humana e com informações de milagres sem comprovação científica.

MEDICAMENTOS FALSIFICADOS

O Brasil tem passado por situações complicadas em relação aos medicamentos ilegais e/ou falsificados, independentemente de sua natureza, se naturais ou sintéticos. Os relatórios oriundos da Organização Mundial da Saúde têm indicado que aproximadamente 20% dos medicamentos comercializados no País são ilegais/falsificados (geralmente oriundos de países como o Paraguai, a China e a Índia), alimentando um bilionário e desenfreado mercado. A facilidade de aquisição contribui para a expansão desse inescrupuloso e nefasto negócio, cujos medicamentos são encontrados facilmente na internet ou adquiridos por meio de ambulantes ou até mesmo em farmácias.

Três fatores são considerados os principais para a expansão do negócio: mercado, preço e fiscalização falha. Acredita-se que, anualmente, mais de 700 mil pessoas vão a óbito em todo o mundo pela ingestão desses medicamentos, e que há mais de 500 tipos destes em circulação, utilizados para as mais distintas doenças.

Além dos produtos farmacêuticos falsificados importados, muitas vezes somos surpreendidos por apreensões de medicamentos falsificados no próprio País, por empresas de fundo de quintal, sem higiene, sem garantia da qualidade, eficácia e segurança.

Costa[9] realizou um levantamento de dados a respeito dos medicamentos falsificados no Brasil utilizando a planilha disponibilizada no site da Anvisa, cujos dados indicaram que, de 1998 a 2015, os medicamentos mais apreendidos foram aqueles usados no tratamento da disfunção erétil, constatando-se a ausência do princípio ativo.

Diante dessa realidade, é muito importante a atenção do consumidor aos medicamentos adquiridos, cujos cuidados, como a origem (indústria farmacêutica), o prazo de validade e a bula, devem ser levados em consideração.

ESTUDOS CLÍNICOS: ESTADO DE ARTE E DESAFIOS

Para avançar, os estudos clínicos necessitam de aprovação por um comitê de ética em pesquisa em seres humanos, o qual controla e garante a qualidade dos testes utilizados e os princípios éticos, sendo necessário o consentimento, por escrito, de cada paciente que deseja participar dos estudos.

A "Declaração de Helsinque", documento extremamente importante produzido pela Associação Médica Mundial, insere o chamado consentimento esclarecido e descreve como os estudos clínicos devem ser conduzidos de forma ética, considerando os quatro princípios gerais que compõem as diretrizes internacionais: não causar danos, respeito pelos pacientes, bem-estar do paciente e justiça na seleção de pacientes, incluindo pessoas que podem se beneficiar dos resultados. Portanto, as empresas que participam de estudos clínicos devem estar plenamente comprometidas com todos os princípios éticos que norteiam essas atividades, além de seguirem as diretrizes para boas práticas clínicas.

A literatura reporta inúmeros casos de sucesso e de insucesso de possíveis fitoterápicos que foram eficazes nas etapas pré-clínicas, porém destituídos de efeitos terapêuticos almejados quando avaliados em seres humanos ou em ensaios toxicológicos.

Um dos casos de destaque no País foi com a planta conhecida como nó-de-cachorro (*Heteropterys tomentosa* A.Juss.) (Figura 4.3), muito usada popularmente como estimulante e afrodisíaca, cujos estudos pré-clínicos eram muito promissores para o tratamento de doenças relacionadas ao sistema nervoso central, melhorando a atividade motora e a aprendizagem. Porém, amplamente divulgada no País, acabou sendo reprovada antes mesmo de seguir para os estudos clínicos em função dos efeitos tóxicos em cães, provocando paralisia nas patas traseiras.

Por outro lado, há o caso da planta *Aleurites moluccanus* (L.) Willd. (Figura 4.4), conhecida como nogueira-da-índia, sendo um promissor agente fitoterápico analgésico e anti-inflamatório de uso oral.[10] Os estudos, que já perduram por muitos anos com algumas interrupções, passaram por todos os estudos fitoquímicos, pré-clínicos farmacológicos e toxicológicos, agroecológicos, farmacotécnicos, etc., seguindo para o estudo clínico Fase 1, cuja análise em seres humanos demonstrou que não ocorreram

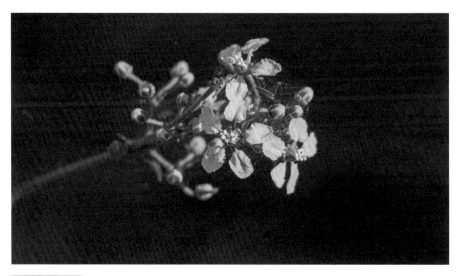

FIGURA 4.3
Partes aéreas de *Heteropterys tomentosa* (nó-de-cachorro).
Fonte: Shutterstock/Vinicius R. Souza.

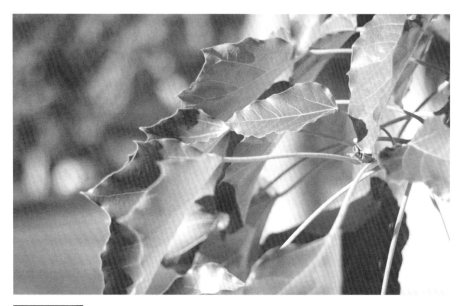

FIGURA 4.4
Partes aéreas da planta *Aleurites moluccanus* (L.) Willd. (nogueira-da-índia).
Fonte: Imagem gentilmente cedida por Cleiton Marcos de Oliveira.

eventos adversos significativos que demonstrassem relação definida com o medicamento ou com as doses testadas, conforme indicado na Figura 4.5.

Os estudos foram realizados com 34 voluntários sadios do sexo masculino, divididos em cinco grupos de internação, sendo que o último grupo recebeu doses múltiplas durante jejum e alimentação por 7 dias consecutivos.

Dessa forma, o propenso medicamento demonstrou ser seguro, e o projeto prosseguirá para o estudo clínico Fase 2 possivelmente em 2020 a 2022.

Como caso de sucesso no Brasil, podemos citar o fitoterápico Acheflan®, desenvolvido e aprovado há cerca de 15 anos pela indústria farmacêutica Aché, formulado à base do óleo essencial da planta *Cordia verbenacea* A.DC., conhecida como "erva-baleeira" (Figura 4.6), contendo entre 2,3 a 2,9% de sesquiterpeno α-humuleno.

O Acheflan®, inicialmente aprovado como anti-inflamatório de uso tópico (com critérios menos rigorosos, portanto, do que fitoterápicos de uso oral), foi estudado durante cerca de 7 anos, conforme previamente noticiado pela mídia, envolvendo mais de 100 profissionais de várias áreas de conhecimento (químicos, farmacêuticos, médicos, agrônomos, etc.), com investimento de aproximadamente R$ 15 milhões. Acredita-se, a partir de fontes extraoficiais, que esse medicamento, comercializado sob diferentes formulações (creme, *spray*), corresponda a um dos medicamentos mais vendidos pela empresa.

A eficácia e segurança do Acheflan® (α-humuleno) foram comprovadas por estudos clínicos, com a participação de cerca de 700 pacientes. A Fase 3 analisou a eficácia do Acheflan® em comparação ao medicamento-padrão, o diclofenaco dietilamônio, e teve o envolvimento de 340 pessoas, divididas em dois grupos, de acordo com as patologias: tendinite crônica e dor miofascial (muscular). Durante 1 mês, os pacientes foram analisados em estudo randomizado, no qual os medicamentos eram utilizados na versão tópica 3 vezes ao dia. Os resultados mostraram que o Acheflan® é tão eficaz quanto o diclofenaco dietilamônio no tratamento da tendinite e da dor miofascial.[11]

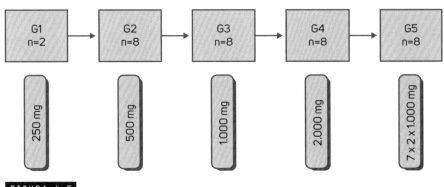

FIGURA 4.5
Estudo clínico, Fase 1, com o extrato das folhas de *Aleurites moluccana* usando diferentes doses.

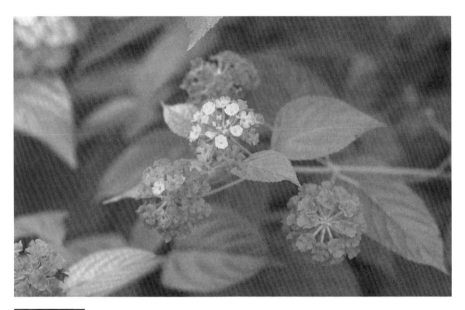

FIGURA 4.6
Partes aéreas de *Cordia verbenacea* A.DC. (erva-baleeira).
Fonte: Shutterstock/James Jeong.

Cabe ressaltar que o pioneirismo do Acheflan® foi muito relevante, considerando-se vários aspectos. Porém, deve-se enaltecer o despertar de outras indústrias farmacêuticas brasileiras para essa realidade, comprovando que pode ser possível desenvolver eficientes medicamentos fitoterápicos no País e motivar os pesquisadores dessa área a desmistificar a tão propalada "transposição dos laboratórios para as prateleiras", considerada muitas vezes como uma meta impossível.

Em recente artigo de revisão, Colalto[12] aborda, com profundidade, as necessidades da fitoterapia para uma melhor prática clínica, incluindo os critérios gerais e mais relevantes para as triagens clínicas e pré-clínicas de possíveis produtos de origem vegetal. Ressalta, ainda, os fatores que reduzem a qualidade de possíveis fitoterápicos na prática clínica, como a limitação de estudos clínicos que comprovam a eficácia, a inconsistência e/ou a imprecisão dos resultados, e a omissão em relação à descrição do material botânico utilizado.

Os desafios para que o Brasil avance na área de busca e desenvolvimento de novos agentes medicinais de origem natural ainda são imensos. Além disso, a necessidade da realização dos testes clínicos, fundamentais, muitas vezes ocasionam a descontinuidade de projetos relevantes, conforme já mencionado, em função do risco e dos altos investimentos, além da imensa burocracia e do longo tempo de espera.

RESULTADOS CLÍNICOS DE ALGUMAS PLANTAS SELECIONADAS

A literatura é riquíssima de informações acerca de resultados farmacológicos e/ou biológicos de plantas medicinais ou não em experimentos *in vitro* e *in vivo* pré-clínicos, mas carece muito de informações a respeito de resultados clínicos. Nesse contexto, algumas plantas medicinais consagradas por suas propriedades terapêuticas, algumas usadas e aprovadas pelo seu uso tradicional, foram selecionadas para ilustrar o estado de arte em relação aos resultados realizados em seres humanos, conforme indicado na Tabela 4.1.

Analisando-se vários artigos científicos que tratam de estudos clínicos, observa-se claramente a sua complexidade e a real necessidade de evolução metodológica, pois existem muitos estudos ainda preliminares, com pequeno número de pacientes, muitos sem uso apropriado de controle e/ou placebo e com falta de informações adequadas sobre a metodologia e os dados estatísticos, não permitindo, em geral, maiores conclusões sobre a eficácia e a segurança clínica do material vegetal estudado.

TABELA 4.1
Estado de arte em relação aos resultados realizados em seres humanos

NOME CIENTÍFICO	NOME POPULAR	RESULTADO CLÍNICO	REFERÊNCIA
Phyllanthus niruri L.	Quebra-pedra	Tratamento de litíase (cálculo renal)	13
Bauhinia forficata Link	Pata-de-vaca	Diminuição de triglicerídeos e colesterol em pacientes diabéticos	14
Hypericum perforatum L.	Erva-de-são-joão	Melhora dos sintomas de depressão	15
Cynara scolymus L.	Alcachofra	Melhora da glicemia em jejum	16
Borago officinalis L.	Borragem	Redução de inflamação em pacientes asmáticos	16
Boswellia serrata Roxb. ex Colebr.	Olíbano	Redução de inflamação em pacientes com osteoartrite	17
Piper methysticum G. Forst.	Kava-kava	Potencial ansiolítico	18
Arnica montana L.	Arnica	Redução de inflamação em pacientes com osteoartrite	19
Calendula officinalis L.	Calêndula	Tratamento para gengivites	20

CONSIDERAÇÕES FINAIS

O arsenal de possibilidades terapêuticas é imenso, especialmente no Brasil, em função de sua riquíssima biodiversidade (cerca de um terço do planeta) e sua privilegiada flora com viés medicinal. Por outro lado, apesar desse destaque, poucos efetivos medicamentos fitoterápicos têm sido desenvolvidos no Brasil, devido aos mais diversos motivos já previamente indicados. A obrigatoriedade dos estudos clínicos (em seres humanos) confirmatórios de eficácia e segurança contribuiu, pelos altos investimentos, para minimizar a evolução dessa importante área para o desenvolvimento do País.

O frequente e comum uso de plantas medicinais com finalidades terapêuticas e o considerável volume de artigos científicos reportando os resultados promissores em ensaios pré-clínicos não são acompanhados pelos estudos clínicos que confirmam tanto o uso popular quanto os resultados em células ou em animais.

No entanto, a facilidade de acesso às plantas ou aos medicamentos, aliada às propagandas muitas vezes enganosas, tem levado as pessoas a utilizarem ilusoriamente medicamentos sem propriedades confirmadas. Esses medicamentos são, muitas vezes, não apenas inócuos, mas também têm propriedades tóxicas comprometedoras para a saúde, como os exemplos citados do confrei e da babosa ou dos falsos medicamentos.

REFERÊNCIAS

1. Cechinel Filho V, editor. Plant bioactives and drug discovery: principles, practice, and perspectives. Hoboken: John Wilew & Sons; 2012.
2. Cechinel Filho V, Niero R, Yunes RA. Cooperation between the pharmaceutical industry and academic institutions in drug discovery. In: Cechinel Filho V, editor. Plant bioactives and drug discovery: principles, practice, and perspectives. Hoboken: John Wilew & Sons; 2012. p. 529-44.
3. Cechinel-Zanchett CC. Legislação e controle de qualidade de medicamentos fitoterápicos nos países do Mercosul. Infarma. 2016;28(3):123-39.
4. Chrubasik S. Natural products in clinical trials. In: Cechinel Filho V, editor. Plant bioactives and drug discovery: principles, practice, and perspectives. Hoboken: John Wilew & Sons; 2012. p. 395-417.
5. Knöss W. Current regulatory environment of herbal medicinal products in the European Union. In: Cechinel Filho V, editor. Natural products as source of molecules with therapeutic potential: research & development, challenges and perspectives. Gewerbestrasse: Springer; 2018. p. 365-89.
6. Agência Nacional de Vigilância Sanitária. Registro de novos medicamentos: saiba o que é preciso [Internet]. Brasília: ANVISA; 2018 [capturado em 19 jan. 2020]. Disponível em: http://portal.anvisa.gov.br/noticias/-/asset_publisher/FXrpx9qY7FbU/content/registro-de-novos-medicamentos-saiba-o-que-e-preciso/219201.
7. Ferrari R, Barbosa AM, Ornelas SS, Del Lano ME, Barbosa ACL. CONFREI (*Symphytum Officinale*): aspectos botânicos, fitoquímicos e terapêuticos. Ensaios e Ciência. 2012;16(6): 227-37.
8. Resende L, Tardáguila C. #Verificamos: Frade 'famoso' não 'divulga a cura do câncer' [Internet]. São Paulo: Lupa; 2018 [capturado em 22 jan. 2020]. Disponível em: https://piaui.folha.uol.com.br/lupa/2018/06/08/verificamos-cura-cancer/.
9. Costa CRA. Falsificação de medicamentos: um breve panorama e estudo de caso [monografia]. Rio de Janeiro: Fundação Oswaldo Cruz; 2016.
10. Cechinel Filho, V. Medicamentos de origem vegetal: atualidades, desafios, perspectivas. Itajaí: Univali; 2017.
11. Associação Nacional dos Inventores. Acheflan [Internet]. São Paulo: ANI; [20---] ; [capturado em 19 jan. 2019]. Disponível em: http://www.invencoesbrasileiras.com.br/acheflan/.
12. Colalto C. What phytotherapy needs: evidence-based guidelines for better clinical practice. Phytother Res. 2018;32(3):413-25.
13. Pucci ND, Marchini GS, Mazzucchi E, Reis ST, Srougi M, Evazian D, et al. Effect of *Phyllanthus nirur* on metabolic parameters of patients with kidney stone: a perspective for disease prevention. Int Braz J Urol. 2018;44(4):758-64.

14. Córdova MP, Lorca MA, Leon FM, Rocca PF, Zapata LV, Navarrete EP. Effects of *Bauhinia forficata* Link tea on lipid profile in diabetic patients. J Med Food. 2019;22(3):321-3.
15. Ng QX, Venkatanarayanan N, Ho CY. Clinical use of *Hypericum perforatum* (St John's wort) in depression: a meta-analysis. J Affect Disord. 2017;210:211-21.
16. Cechinel-Zanchett CC. Estudos pré-clínicos e clínicos de espécies vegetais selecionadas de países pertencentes ao Mercosul e aspectos toxicológicos. Infarma. 2017;29(4):284-301.
17. Cameron M, Chrubasik S. Oral herbal therapies for treatment osteoarthritis. Cochrane Database Syst Rev. 2014;5:CD002947.
18. Faustino TT, Almeida RB, Andreatini R. Plantas medicinais no tratamento de transtorno de ansiedade generalizada: uma revisão dos estudos clínicos controlados. Braz J Psychiat. 2010;32(4):429-36.
19. Cameron M, Chrubasik S. Topical herbal therapies for treatment osteoarthritis. Cochrane Database Syst Rev. 2013;5:CD010538.
20. Safiaghdam H, Oveissi V, Bahramsoltani R, Farzaei MH, Rahimi R. Medicinal plants for gingivitis: a review of clinical trials. Iran J Basic Sci. 2018;21(10):978-91.

5
PRESCRIÇÃO DE PLANTAS MEDICINAIS E FITOTERÁPICOS DE ACORDO COM A LEGISLAÇÃO

> Neste capítulo, será abordada a importância de utilizar a fitoterapia na clínica de forma correta e segura, de acordo com as legislações vigentes.

INTRODUÇÃO E LEGISLAÇÃO EM FITOTERAPIA

O uso de plantas medicinais para manutenção ou recuperação da saúde é frequente em todo o mundo, e a regulamentação dessa prática pode ocorrer de diferentes maneiras. Na Figura 5.1, estão dispostos alguns exemplos da cadeia de processamento das plantas medicinais. A regulamentação de produtos com base em plantas medicinais pode ser realizada de várias formas, como chás, drogas vegetais notificadas, medicamento fitoterápico industrializado ou manipulado e produto tradicional fitoterápico. Além da área farmacêutica, as plantas medicinais possuem possibilidade de uso como cosmético ou alimento.[1]

Apesar de possuir uma das maiores biodiversidades do mundo e de ser um dos países que publica o maior número de artigos científicos sobre plantas medicinais e fitoterápicos, o Brasil ainda possui um número pequeno de fitoterápicos registrados contendo espécies vegetais brasileiras. Dessa forma, o conhecimento do sistema de vigilância regulatória em saúde, a participação no estabelecimento de normas regulatórias e a realização de testes de acordo com as normas vigentes são essenciais para o desenvolvimento positivo do setor e para que os fitoterápicos possam ser alavancados

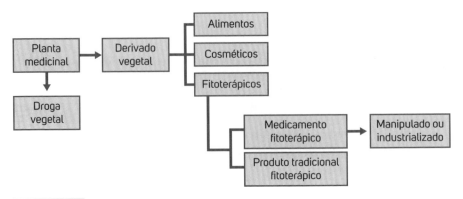

FIGURA 5.1
Cadeia de processamento de plantas medicinais.

no registro de medicamentos e na melhoria do processo de registro de medicamentos fitoterápicos, visando produtos de qualidade, seguros e eficazes para a população.[2]

No Brasil, guias sobre a medicina tradicional existem desde 1967. Diferentes documentos e resoluções específicas da Agência Nacional de Vigilância Sanitária (Anvisa) estabelecem e regulamentam a identificação botânica correta, o controle de qualidade, segurança e eficácia.[1] Alguns programas e legislações vigentes sobre plantas medicinais e fitoterápicos podem ser visualizados na Tabela 5.1.

É importante ressaltar que os avanços observados no Brasil, em relação ao desenvolvimento e ao estímulo à pesquisa e ao desenvolvimento de plantas medicinais e fitoterápicos, aconteceram principalmente a partir de 2006, quando surgiu a Política Nacional de Práticas Integrativas e Complementares e o Programa Nacional de Plantas Medicinais e Fitoterápicas.[13]

Ainda, vale ressaltar que entre seus países vizinhos, como Argentina, Uruguai, Paraguai e Venezuela, o Brasil é o país com maior avanço e desenvolvimento na questão de definições de legislações de fitoterápicos.[1]

MEDICAMENTO FITOTERÁPICO E PRODUTO TRADICIONAL FITOTERÁPICO

Com base em legislações internacionais e características do mercado brasileiro, o Brasil vem alterando seus padrões legais para fitoterápicos, facilitando o acesso seguro e o uso racional de plantas medicinais e produtos fitoterápicos à população brasileira. Os fitoterápicos são divididos em duas categorias, medicamentos fitoterápicos (MFs) e produtos tradicionais fitoterápicos (PTFs).[13] Não entram nessas categorias produtos que possuam na sua composição substâncias ativas isoladas ou altamente

TABELA 5.1
Exemplos de programas e legislações vigentes sobre plantas medicinais

NOME	OBSERVAÇÃO
Programa de Pesquisa de Plantas Medicinais da Central de Medicamentos[3]	–
1ª Conferência Nacional de Medicamentos e Assistência Farmacêutica[4]	–
Política Nacional de Práticas Integrativas e Complementares (PNPIC)[5]	–
Programa Nacional de Plantas Medicinais e Fitoterápicas[3]	–
Renisus[6]	71 espécies de plantas medicinais de interesse ao SUS
Farmácia Viva no SUS[7]	–
Farmacopeia[8]	57 monografias de plantas medicinais
Rename[9]	12 fitoterápicos
Farmacopeia[10]	147 monografias de plantas medicinais
Memento Fitoterápico[11]	28 espécies medicinais
Farmacopeia[12]	83 monografias de plantas medicinais

purificadas, sintéticas, semissintéticas ou naturais e nem as associações destas com outros extratos, sejam eles vegetais ou de outras fontes, como a animal.[14]

Destaca-se que, quando a droga vegetal ou o derivado vegetal que se pretende registrar constar tanto da lista de medicamentos fitoterápicos de registro simplificado brasileira quanto de monografias de fitoterápicos de uso bem estabelecido da Comunidade Europeia, devem ser seguidas as especificações da lista de medicamentos fitoterápicos de registro simplificado brasileira.[14]

MEDICAMENTO FITOTERÁPICO

É aquele obtido com emprego exclusivo de matérias-primas ativas vegetais cuja segurança e eficácia sejam baseadas em evidências clínicas e que sejam caracterizadas pela constância de sua qualidade. Os medicamentos fitoterápicos são passíveis de registro.

PRODUTO TRADICIONAL FITOTERÁPICO

São considerados produtos tradicionais fitoterápicos aqueles obtidos com emprego exclusivo de matérias-primas ativas vegetais cuja segurança e efetividade sejam baseadas em dados de uso seguro e efetivo publicados na literatura técnico-científica e que sejam concebidos para serem utilizados sem a vigilância de um médico para fins de diagnóstico, de prescrição ou de monitoração. Os produtos tradicionais fitoterápicos não podem se referir a doenças, distúrbios, condições ou ações consideradas graves, não podem conter matérias-primas em concentração de risco tóxico conhecido e não devem ser administrados pelas vias injetável e oftálmica. Os produtos tradicionais fitoterápicos são passíveis de registro ou notificação.

A Tabela 5.2 dispõe as principais diferenças entre medicamento fitoterápico e produto tradicional fitoterápico. Apesar disso, as duas categorias seguem os mesmos requisitos de controle de qualidade (CQ) e Controle do Insumo Farmacêutico Ativo Vegetal.

Carvalho e colaboradores[15] pesquisaram, no banco de dados da Agência Nacional de Saúde Suplementar (ANS), os fitoterápicos licenciados no Brasil. No total, há 332 fitoterápicos simples e 27 compostos, totalizando 359 produtos. Até o momento da pesquisa, não havia nenhum PTF no sistema, mas havia 214 medicamentos fitoterápicos livres de receita e 145 vendidos sob prescrição médica, sendo um deles com retenção de receita. A espécie vegetal com maior número de registros é o guaco (*Mikania glomerata* Spreng.), com 25 licenças.

TABELA 5.2
Diferenças entre medicamento fitoterápico e produto tradicional fitoterápico

DIFERENÇAS	MEDICAMENTO FITOTERÁPICO	PRODUTO TRADICIONAL FITOTERÁPICO
Comprovação de Segurança e Eficácia/Efetividade	Por estudos clínicos	Por demonstração de tempo de uso
Boas Práticas de Fabricação	Segue a RDC nº 17/2010	Segue a RDC nº 13/2013
Informações do fitoterápico para o consumidor final	Disponibilizadas na bula	Disponibilizadas no folheto informativo
Formas de obter a autorização de comercialização junto à Anvisa	Registro ou registro simplificado	Registro, registro simplificado ou notificação

Fonte: Adaptada de Agência Nacional de Vigilância Sanitária.[14]

Em 2018, a Anvisa publicou o Consolidado de normas de registro e notificação de fitoterápicos,[16] que visa orientar sobre as normas e as regulamentações sobre esses produtos. Esse documento engloba uma lista de medicamentos fitoterápicos de registro simplificado e as espécies vegetais que não podem ser utilizadas na composição de produtos tradicionais fitoterápicos que possuem restrições para o registro/notificação de medicamentos fitoterápicos e produtos tradicionais fitoterápicos.

De forma geral, os fitoterápicos no mercado têm seguido os controles exigidos em relação aos quesitos de eficácia, segurança e qualidade, sendo que grande parte destes se adequaram às mudanças exigidas nas legislações brasileiras, tornando os fitoterápicos comercializados reais concorrentes dos medicamentos convencionais.[17]

CHÁS

Há uma lenda de autor desconhecido sobre o surgimento do chá, uma bebida tão consumida no Brasil e no mundo. Dizem que o imperador chinês Shen Nong, sucessor de Fu Xi, foi o responsável por descobrir a bebida obtida a partir da infusão de água quente com flores, folhas, ervas ou raízes. Em 2737 a.C., Shen Nong estava descansando embaixo de uma árvore enquanto seus servos ferviam a água. Quando foi tomá-la, folhas da árvore *Camellia sinensis* caíram dentro da bebida e o imperador resolveu experimentar, ficando encantado com o sabor da mistura. Durante a dinastia Tang (618-906 d.C.), o chá tornou-se a bebida oficial da China.

De acordo com a legislação brasileira,[18] o chá é classificado como alimento, e não é permitido que tenha alegações terapêuticas ou medicamentosas em seu rótulo. É definido como o produto constituído de uma ou mais partes de uma ou mais espécies vegetais, que podem ser inteiras, fragmentadas ou moídas, fermentadas ou não, tostadas ou não. Esse produto deve ser denominado "Chá", seguido do nome comum da espécie vegetal utilizada. Quando forem utilizadas duas ou mais espécies vegetais, o produto deve ser denominado "Chá Misto", e quando adicionado de especiarias, deve ser denominado "Chá de *nome da planta* com especiarias". Esses produtos são considerados alimentos, e espécies vegetais com finalidade medicamentosa e/ou terapêutica não entram nessa categoria.

Já as plantas medicinais sob a forma de droga vegetal com fins medicinais a serem preparadas por meio de infusão, decocção ou maceração em água pelo consumidor são classificadas como chás medicinais, que devem ser constituídos apenas de drogas vegetais.[14]

Na Tabela 5.3, estão as principais espécies vegetais para o preparo de chás.

Uma informação muito interessante é que no rótulo devem estar em negrito as seguintes informações:

- Portadores de enfermidades hepáticas ou renais devem consultar o médico antes de consumir o produto.
- Não consumir de forma contínua por mais de 4 semanas.

TABELA 5.3
Exemplos de espécies vegetais para o preparo de chás

NOME COMUM/NOME CIENTÍFICO	PARTE UTILIZADA
Abacaxi/*Bromelia ananas* L.	Infrutescência (casca e polpa dos frutos)
Ananá/*Ananas sativus* Schult. & Schult.f.	Infrutescência (casca e polpa dos frutos)
Acerola/*Malpighia glabra* L.	Frutos
Ameixa/*Prunus domestica* L.	Frutos
Amora/*Rubus* spp.	Frutos
Banana-caturra e banana-nanica/*Musa sinensis* L.	Frutos
Banana-de-são-tomé, banana-maçã, banana-ouro, banana-prata/ *Musa* x *paradisiaca* L.	Frutos
Boldo/*Peumus boldus* Molina	Folhas
Capim-limão ou capim-santo ou capim-cidreira ou capim-cidró ou chá-de-estrada/*Cymbopogon citratus* (DC.) Stapf	Folhas
Carqueja/*Baccharis genistelloides* (Lam.) Pers.	Folhas
Chá-preto ou chá-verde ou chá-branco/ *Camellia sinensis* (L.) Kuntze	Folhas e talos
Chicória/*Cichorium intybus* L.	Folhas e raízes
Estévia/*Stevia rebaudiana* (Bertoni) Bertoni	Folhas
Erva-cidreira ou melissa/*Melissa officinalis* L.	Folhas e ramos
Erva-mate ou mate-verde ou mate-tostado/ *Ilex paraguariensis* A. St.-Hil.	Folhas e talos
Erva-doce ou anis ou anis-doce/*Pimpinella anisum* L.	Frutos
Laranja-amarga e laranja-doce/*Citrus* x *aurantium* L. ou *Citrus vulgaris* Risso e *Citrus sinensis* (L.) Osbeck	Frutos, casca dos frutos, folhas e flores
Limão e limão-doce/*Citrus* x *limonia* Osbeck ou *Citrus* x *limonum* Risso	Frutos, casca dos frutos, folhas e flores
Maracujá-açu/*Passiflora quadrangularis* L.	Polpa dos frutos
Maracujá-azedo/*Passiflora edulis* f. *flavicarpa* O. Deg.	Polpa dos frutos
Maracujá-doce e maracujá-silvestre/*Passiflora alata* Dryander	Polpa dos frutos

Continua

TABELA 5.3
Exemplos de espécies vegetais para o preparo de chás

NOME COMUM/NOME CIENTÍFICO	PARTE UTILIZADA
Maracujá-mirim, maracujá-roxo e maracujá-de-garapa/ *Passiflora edulis* Sims	Polpa dos frutos
Mirtilo/*Vaccinium myrtillus* L.	Frutos
Rosa-silvestre ou mosqueta/*Rosa canina* L.	Frutos e flores
Tangerina, bergamota, mexerica, laranja-cravo e mandarina/ *Citrus reticulata* Blanco	Casca e frutos
Pêssego/*Prunus persica* (L.) Batsch (sem caroço)	Frutos
Pitanga/*Stenocalyx michelii* (Lam.) O. Berg ou *Eugenia uniflora* L.	Frutos e folhas
Uva/*Vitis vinifera* L.	Frutos
Tamarindo/*Tamarindus indica* L.	Polpa dos frutos
Camomila ou maçanilha/*Matricaria recutita* L. e *Chamomilla recutita* (L.) Rauschert	Capítulos florais
Damasco ou *apricot*/*Prunus armeniaca* L.	Frutos (sem sementes)
Hortelã ou hortelã-pimenta ou menta/*Mentha x piperita* L.	Folhas e ramos
Hortelã ou menta ou hortelã-doce ou menta-doce/ *Mentha arvensis* L.	Folhas e ramos
Pera/*Pyrus communis* L.	Frutos
Morango/*Fragaria* spp.	Frutos

Fonte: Adaptada de Agência Nacional de Vigilância Sanitária.[19,20]

MEDICAMENTOS FITOTERÁPICOS PARA USO EM HUMANOS E EM ANIMAIS

Os medicamentos fitoterápicos podem ser destinados ao uso humano ou veterinário, sendo regulamentados pela Anvisa e pelo Ministério da Agricultura, Pecuária e Abastecimento (Mapa), respectivamente. A manipulação de medicamentos para uso humano é feita em farmácias com autorização da Vigilância Sanitária (estadual ou municipal), com base em preparações magistrais prescritas elaboradas a partir de prescrições médicas, de dentistas ou veterinários ou oficinais (inscritas no Formulário Nacional ou em Formulários Internacionais reconhecidos pela Anvisa).[16]

A norma que regulamenta a manipulação é a RDC nº 67/2007, atualizada pela RDC nº 87/2008, que define as boas práticas de manipulação de preparações magistrais e oficinais para uso humano em farmácias. Apenas os medicamentos fitoterápicos industrializados para uso humano são registrados na Anvisa.[16]

Na medicina veterinária, o uso de fitoterápicos ainda é escasso, girando em torno de apenas 1% do mercado de fitoterápicos no Brasil. Porém, essa prática vem crescendo gradativamente, e representa um aumento de cerca de 25% ao ano. Na saúde animal, o emprego da fitoterapia é pouco abordado e explorado, apesar da grande aceitação, especialmente por ser efetivo se administrado da maneira e com a dose corretas, por apresentar menos efeitos adversos e ter menor custo. Todavia, é essencial a consulta a um especialista, que, a partir da observação dos sintomas manifestados, descobrirá as causas da doença e irá traçar as diretrizes do tratamento para o animal. O médico veterinário prescreve o fitoterápico de acordo com a patologia apresentada e, juntamente com o farmacêutico, pode decidir a dosagem de acordo com o peso do animal e a melhor forma de obtenção do ativo e da administração do medicamento para o animal.[21,22]

FITOTERAPIA NAS DISTINTAS CLASSES PROFISSIONAIS

DENTISTA

O profissional dentista somente pode prescrever fitoterápicos dentro da Odontologia visando ao tratamento e à prevenção das mais diversas patologias bucais por meio do emprego de medicamentos à base de plantas medicinais.

A Resolução CFO nº 82, de 25 de setembro de 2008,[23] reconhece o exercício do cirurgião-dentista nas práticas integrativas e complementares à saúde bucal (acupuntura, fitoterapia, terapia floral, hipnose, homeopatia e laserterapia). Dessa forma, a fitoterapia em Odontologia se destina aos estudos dos princípios científicos da fitoterapia e das plantas medicinais embasados na multidisciplinaridade e inseridos na prática profissional, no resgate do saber popular e no uso e na aplicabilidade dessa terapêutica na Odontologia.

Entre as atribuições, está a aplicação do conhecimento adquirido na clínica propedêutica, no diagnóstico, nas indicações e no uso de evidências científicas dos fitoterápicos e plantas medicinais nos procedimentos odontológicos.

Para ser habilitado, o cirurgião-dentista que, na data da publicação daquela Resolução, comprovar utilização de fitoterapia há 5 anos dentro dos últimos 10 anos poderá requerer habilitação, juntando a documentação para a devida análise pelo Conselho Federal de Odontologia (CFO).

Também poderá ser habilitado o cirurgião-dentista aprovado em concurso que deverá abranger provas de títulos, escrita e prática-oral, perante Comissão Examinadora a ser designada pelo Conselho Federal de Odontologia. Também será habilitado o cirurgião-dentista que apresentar certificado de curso portariado pelo Conselho Federal de Odontologia, desde que este seja emitido por instituições de ensino superior credenciadas junto ao Ministério da Educação (MEC) e/ou CFO, entidades de classe, sociedades e entidades de fitoterapia devidamente registradas no CFO. O curso deve ser coordenado por um cirurgião-dentista habilitado em Fitoterapia pelo CFO, com carga horária mínima de 160 horas (teórica e prática). Além disso, o corpo docente deve ser composto por cirurgiões-dentistas habilitados na prática de fitoterapia e profissionais da área da saúde com comprovado conhecimento técnico-científico.[23]

ENFERMEIRO

O Conselho Federal de Enfermagem, por meio da Resolução do COFEN nº 197 de 1997,[24,25] reconhece as Terapias Alternativas, incluindo a fitoterapia, como especialidade do profissional de Enfermagem. Para receber a titulação, o profissional deverá ter concluído e ter sido aprovado em curso reconhecido por instituição de ensino ou entidade congênere, com uma carga horária mínima de 360 horas.

Esse profissional poderá realizar todas as atividades inerentes à fitoterapia, a exemplo de prescrição de produtos correlatos, como plantas medicinais em forma de chás (rasurada, seca ou *in natura*), sem a necessidade de protocolo institucional. No entanto, se o fitoterápico for considerado e/ou cadastrado pela Anvisa como medicamento, a prescrição pelo enfermeiro só poderá ser realizada se previamente estabelecida em programas de saúde pública (padronizados pelas Secretarias Municipais de Saúde) e/ou em rotina aprovada pela instituição de saúde, mediante a existência de protocolo institucional.[26]

FARMACÊUTICO

As atribuições do farmacêutico no âmbito das plantas medicinais e fitoterápicos abrangem farmácias, drogarias, saúde pública, indústrias, distribuidoras, educação, qualificação profissional, pesquisa e desenvolvimento.

De acordo com a Resolução nº 546, de 21 de julho de 2011,[27] é habilitado para exercer a indicação de plantas medicinais e/ou fitoterápicos o farmacêutico que tiver cursado a disciplina de Fitoterapia com carga horária de no mínimo 60 horas, no curso de graduação de Farmácia, complementada com estágio em manipulação e/ou dispensação de plantas medicinais e fitoterápicos, de no mínimo 120 horas, na própria instituição de ensino superior, em farmácias que manipulem e/ou dispensem plantas medicinais e fitoterápicos ou em programas de distribuição de fitoterápicos no SUS, conveniados às instituições de ensino. Também é habilitado o farmacêutico que possui o título de especialista ou curso de especialização em fitoterapia que atenda às resoluções pertinentes do Conselho Federal de Farmácia em vigor.

No entanto, a Resolução nº 586, de 29 de agosto de 2013,[28] veio para afirmar que o farmacêutico pode realizar a prescrição de medicamentos e outros produtos com finalidade terapêutica cuja dispensação não exija prescrição médica, incluindo plantas medicinais, drogas vegetais e outras categorias ou relações de medicamentos que venham a ser aprovadas pelo órgão sanitário federal para prescrição do farmacêutico. Dessa forma, cabe ao farmacêutico indicar e/ou prescrever plantas medicinais para a prevenção de doenças e para o bem-estar com base nas necessidades de saúde do paciente. Ele pode prescrever medicamentos feitos na própria farmácia ou isentos de prescrição médica, bem como prescrever ou indicar no caso de doenças de baixa gravidade em atenção básica à saúde.

A prescrição farmacêutica é o "[...] ato pelo qual o farmacêutico seleciona e documenta terapias farmacológicas e não farmacológicas e outras intervenções relativas ao cuidado à saúde do paciente, visando à promoção, proteção e recuperação da saúde, e à prevenção de doenças e de outros problemas de saúde".[28]

MÉDICO

Em 1991, o Conselho Federal de Medicina (CFM) reconheceu a atividade de fitoterapia. Em 1992, formalizou essa prática como método terapêutico.[29] Porém, a fitoterapia não é reconhecida como especialidade médica, apesar de ser reconhecida como um processo terapêutico pelos organismos sanitários nacionais (Anvisa), podendo ser usada por diversas especialidades médicas.[30]

Para o exercício da fitoterapia, o médico deve ser especialista nessa atividade e ter comprovação de prática clínica, ter concluído curso com carga horária mínima de 400 horas ou, ainda, ter comprovante de prática médica em fitoterapia.[29]

NUTRICIONISTA

O profissional nutricionista pode prescrever a planta fresca ou droga vegetal somente para uso oral, não uso tópico, e somente pode prescrever os produtos com indicação terapêutica relacionada ao seu campo de conhecimento específico. Não é permitido o uso de substâncias ativas isoladas, mesmo de origem vegetal, nem em associação com vitaminas, minerais ou outros componentes.[31]

Destaca-se que, com base na Resolução CFN nº 556, de 2015,[32] a prescrição de plantas e chás medicinais é permitida a todos os nutricionistas. Já a prescrição de medicamentos fitoterápicos, de produtos tradicionais fitoterápicos e de preparações magistrais de fitoterápicos é permitida apenas ao nutricionista que seja portador do título de especialista em fitoterapia pela Associação Brasileira de Nutrição (Asbran). A obtenção desse título é realizada com base na prova da Asbran. No entanto, os nutricionistas que até 14 de maio de 2015 concluíram ou estavam matriculados em cursos de pós-graduação *lato sensu*, com ênfase na área de fitoterapia relacionada à nutrição, não precisam realizar essa prova.

PRESCRIÇÃO EM FITOTERAPIA

Conforme visto na seção anterior deste capítulo, diversos profissionais de saúde podem indicar e prescrever plantas medicinais e fitoterápicos, de acordo com normas específicas dos seus respectivos conselhos de classe. Entre as espécies vegetais disponíveis para prescrição, nove são de exclusiva prescrição médica, conforme demonstrado na Tabela 5.4.

No Brasil, somos privilegiados, pois além de haver uma vasta biodiversidade e de a população ter grande aceitação ao uso de plantas medicinais e fitoterápicos, há uma ampla gama de documentos oficiais que podem ser consultados para realizar uma prescrição fitoterápica com mais segurança. Entre eles, destacam-se os materiais descritos a seguir.

Fontes de consulta:

- Anexo I da Resolução da Diretoria Colegiada nº 10, de 9 de março de 2010
- Instrução Normativa nº 2, de 13 de maio de 2014 (lista de medicamentos fitoterápicos)
- Relação Nacional de Medicamentos Essenciais – Rename, 2020
- Memento Fitoterápico 2016
- Farmacopeia 2011 e 2019

TABELA 5.4
Espécies vegetais de exclusiva prescrição médica

NOME CIENTÍFICO	NOME POPULAR	INDICAÇÃO
Arctostaphylos uva-ursi (L.) Spreng.	Uva-ursina	Cistite
Cimicifuga racemosa	Cimicífuga	Queixas do climatério
Echinacea purpurea (L.) Moench	Equinácea	Infecções
Ginkgo biloba L.	Ginkgo	Distúrbios circulatórios
Hypericum perforatum L.	Erva-de-são-joão	Depressão
Piper methysticum G. Forst.	Kava-kava	Ansiedade e insônia
Serenoa repens (W. Bartram) Small	Saw palmetto	Hiperplasia benigna da próstata
Tanacetum parthenium (L.) Sch. Bip.	Tanaceto	Enxaqueca
Valeriana officinalis L.	Valeriana	Ansiedade e insônia

Fonte: Adaptada da Agência Nacional de Vigilância Sanitária.[14]

No momento de realizar a prescrição, é necessário que os seguintes itens estejam no receituário.

Checklist *de uma prescrição:*

- Nome do paciente
- Nome científico da planta seguido do nome popular
- Parte utilizada
- Modo de preparo
- Posologia (dose e frequência de uso)
- Período de uso
- Nome completo do prescritor
- Endereço e dados relacionados do prescritor
- Data de emissão
- Assinatura e carimbo com registro profissional
- Autorização para reutilização da prescrição, se houver

A seguir, temos o exemplo de uma prescrição fitoterápica, para ilustrar.

Exemplo 1

- Nome do paciente
- Data
- Uso oral
- Canela (*Cianamomum verum J. Presl.*), casca
- Coar e tomar 3 vezes ao dia por 30 dias
- **Modo de preparo:** decocção – ferver 1 xícara de chá (150 mL) de água; quando atingir a ebulição, adicionar ½ pau de canela (2 a 3 colheres de sobremesa da casca triturada), e ferver por 10 minutos; deixar em repouso por 15 minutos
- Nome completo do profissional prescritor e registro profissional
- Carimbo e assinatura do profissional
- Endereço completo e telefone

Exemplo 2

- Nome do paciente
- Data
- Alcachofra (*Cynara scolymus* L.), folhas e talos, extrato seco 150 mg
- Padronizado em 10% de ácido clorogênico
- Aviar 30 doses
- **Posologia:** ingerir 1 cápsula ao dia no almoço por 30 dias
- Não reaviar

- Nome completo do profissional prescritor e registro profissional
- Carimbo e assinatura do profissional
- Endereço completo e telefone

CONSIDERAÇÕES FINAIS

Conforme visto neste capítulo, há uma série de documentos oficiais da Anvisa que norteiam e regulamentam todos os processos relacionados a plantas medicinais e fitoterápicos. Esses documentos são essenciais para o profissional prescritor utilizar como embasamento para uma prescrição correta e segura.

As classes profissionais também regulamentam a indicação e a prescrição de fitoterápicos, e cabe ao profissional seguir a resolução e as normas do seu conselho de classe. Essas ações fortalecem a prática da fitoterapia na prevenção e no tratamento de doenças, devido à grande aceitação e ao fácil acesso, além de dar incentivo governamental para a utilização dessa forma de terapia.

REFERÊNCIAS

1. Cechinel-Zanchett CC. Legislação e controle de qualidade de medicamentos fitoterápicos nos países do Mercosul. Infarma. 2016;28(3):123-39.
2. Carvalho ACB, Perfeito JPS, Silva LVC, Ramalho LS, Marques RFO, Silveira D. Regulation of herbal medicines in Brazil: advances and perspectives. Braz J Pharm Sci. 2011;47(3):467-73.
3. Brasil. Ministério da Saúde. Política e programa nacional de plantas medicinais e fitoterápicos. Brasília: MS; 2016.
4. Brasil. Ministério da Saúde. 1.ª Conferência nacional de medicamentos e assistência farmacêutica: relatório final. Brasília: MS; 2005.
5. Brasil. Ministério da Saúde. Política nacional de práticas integrativas e complementares no SUS. Brasília: MS; 2006.
6. Brasil. Ministério da Saúde. Plantas Medicinais de Interesse ao SUS: Renisus [Internet]. Brasília: MS; c2019 [capturado em 22 jan. 2020]. Disponível em: http://www.saude.gov.br/acoes-e-programas/programa-nacional-de-plantas-medicinais-e-fitoterapicos-ppnpmf/politica-e-programa-nacional-de-plantas-medicinais-e-fitoterapicos/plantas-medicinais-de-interesse-ao-sus-renisus.
7. Brasil. Ministério da Saúde. Portaria nº 886, de 20 de abril de 2010 [Internet]. Brasília: MS; 2010 [capturado em 22 jan. 2020]. Disponível em: http://bvsms.saude.gov.br/bvs/saudelegis/gm/2010/prt0886_20_04_2010.html.
8. Agência Nacional de Vigilância Sanitária. Farmacopeia brasileira. 5. ed. Brasília: Anvisa; 2010.
9. Brasil. Ministério da Saúde. Relação nacional de medicamentos essenciais: RENAME. 9. ed. Brasília: MS; 2015.
10. Agência Nacional de Vigilância Sanitária. Farmacopeia brasileira: segundo suplemento. 5. ed. Brasília: Anvisa; 2017.
11. Agência Nacional de Vigilância Sanitária. Memento fitoterápico: farmacopeia brasileira. Brasília: Anvisa; 2016.
12. Agência Nacional de Vigilância Sanitária. Farmacopeia brasileira. 6. ed. Brasília: Anvisa; 2019.
13. Carvalho AC, Ramalho LS, Marques RF, Perfeito JP. Regulation of herbal medicines in Brazil. J Ethnopharmacol. 2014;158:503-6.
14. Agência Nacional de Vigilância Sanitária. RDC nº 26, de 13 de maio de 2014 [Internet]. Dispõe sobre o registro de medicamentos fitoterápicos e o registro e a notificação de produtos tradicionais fitoterápicos. Brasília: ANVISA; 2014 [capturado em 19 jan. 2020]. Disponível em: http://bvsms.saude.gov.br/bvs/saudelegis/anvisa/2014/rdc0026_13_05_2014.pdf.
15. Carvalho ACB, Lana TN, Perfeito JPS, Silveira D. The Brazilian market of herbal medicinal products and the impacts of the new legislation on traditional medicines. J Ethnopharmacol. 2018;212:29-35.
16. Agência Nacional de Vigilância Sanitária. Consolidado de normas de registro e notificação de fitoterápicos [Internet]. Brasília: ANVISA; 2018 [capturado em 19 jan. 2020]. Disponível em: http://portal.anvisa.gov.br/documents/33836/2501251/Consolidado_fitoterapicos_2018.pdf/a2f53581-43e5-47bb-8731-99d739114e10.

17. Brito MS, Bueno AJA, Rodrigues JS, Sousa SA, Fernandes CKC. Avaliação da qualidade de cápsulas de castanha-da-índia (*Aesculus hippocastanum* L.). Revista FMB. 2014;7(1):1-9.
18. Agência Nacional de Vigilância Sanitária. Resolução RDC nº 277, de 22 de setembro de 2005 [Internet]. Brasília: ANVISA; 2005 [capturado em 19 jan. 2020]. Disponível em: https://www.saude.rj.gov.br/comum/code/MostrarArquivo.php?C=MjIwMg%-2C%2C.
19. Agência Nacional de Vigilância Sanitária. RDC nº 267, de 22 de setembro de 2005 [Internet]. Brasília: ANVISA; 2005 [capturado em 19 jan. 2020]. Disponível em: http://portal.anvisa.gov.br/documents/10181/2718376/RDC_267_2005_COMP.pdf/cdadfeb0-57c2-4dc6-910a-ef8c9e3b3bf7.
20. Agência Nacional de Vigilância Sanitária. RDC n° 219, de 22 de dezembro de 2006 [Internet]. Brasília: ANVISA; 2006 [capturado em 19 jan. 2020]. Disponível em: http://portal.anvisa.gov.br/documents/10181/2718376/RDC_219_2006_.pdf/a110fa9c--a65b-41b0-a116-51330dcc4e19.
21. Marinho ML, Alves MS, Rodrigues MLC, Rotondano TEF, Vuidal IF, Silva WW, et al. A utilização de plantas medicinais em medicina veterinária: um resgate do saber popular. Rev Bras Pl Med. 2007;9(3):64-9.
22. Ozaki AT, Duarte PC. Fitoterápicos utilizados na medicina veterinária, em cães e gatos. Infarma. 2006;18(11-12):17-25.
23. Conselho Federal de Odontologia. Resolução CFO-82, de 25 de setembro de 2008 [Internet]. Brasília: CFO; 2008 [capturado em 19 jan. 2020]. Disponível em: http://sistemas.cfo.org.br/visualizar/atos/RESOLU%c3%87%c3%83O/SEC/2008/82.
24. Cavalcante DUL, Reis MCG. Fitoterapia: regulamentação e utilização pela Enfermagem. Refaci. 2018;1(1):1-9.
25. Conselho Federal de Enfermagem. Resolução COFEN-197/1997 [Internet]. Rio de Janeiro: COFEN; 1997 [capturado em 19 jan. 2020]. Disponível em: http://www.cofen.gov.br/resoluo-cofen-1971997_4253.html.
26. Conselho Regional de Enfermagem. Parecer COREN – BA Nº 030/2014: prescrição de medicamentos fitoterápicos por enfermeiro [Internet]. Salvador: COREN; 2014 [capturado em 19 jan. 2020]. Disponível em: http://ba.corens.portalcofen.gov.br/parecer--coren-ba-n%E2%81%B0-0302014_15628.html.
27. Conselho Federal de Farmácia. Resolução nº 546, de 21 de julho de 2011 [Internet]. Brasília: CFF; 2011 [capturado em 19 jan. 2020]. Disponível em: http://www.cff.org.br/userfiles/21%20-%20BRASIL_%20CONSELHO%20FEDERAL%20DE%20FARM%C3%81CIA_%202011%20Resolucao_546_2011_CFF.pdf.
28. Conselho Federal de Farmácia. Resolução nº 586, de 29 de agosto de 2013 [Internet]. Brasília: CFF; 2013 [capturado em 199 jan. 2020]. Disponível em: http://www.cff.org.br/userfiles/file/noticias/Resolu%C3%A7%C3%A3o586_13.pdf.
29. Conselho Federal de Medicina. Processo-consulta CFM Nº 1301/91 PC/CFM/Nº 04/1992 [Internet]. Goiânia: CFM; 1991 [capturado em 19 jan. 2020]. Disponível em: http://www.portalmedico.org.br/pareceres/cfm/1992/4_1992.htm.
30. Conselho Federal de Medicina. Parecer CREMEC no 33/2008 11/10/2008 [Internet]. Fortaleza: CFM; 2008 [capturado em 19 jan. 2020]. Disponível em: http://www.portalmedico.org.br/pareceres/crmce/pareceres/2008/33_2008.htm.
31. Conselho Federal de Nutricionistas. Resolução CFN N° 525/2013 [Internet]. Brasília: CFN; 2013 [capturado em 19 jan. 2020]. Disponível em: http://www.crn10.org.br/images/resoluo%20cfn%20525%20regulamenta%20prtica%20fitoterapia.pdf.
32. Conselho Federal de Nutricionistas. Resolução CFN N° 556, de 11 de abril de 2015 [Internet]. Brasília: CFN; 2015 [capturado em 19 jan. 2020]. Disponível em: http://www.crn10.org.br/images/resoluo%20cfn%20556%20regulamentao%20prtica%20fitoterapia%20-%20altera%20416%20e%20525.pdf.

6
PRINCIPAIS INTERAÇÕES ENTRE PLANTAS, NUTRIENTES E MEDICAMENTOS E A RESPONSABILIDADE DO PROFISSIONAL PRESCRITOR

> Diversas espécies de plantas medicinais e seus compostos apresentam significativas interações com nutrientes provenientes da alimentação. Outro importante aspecto são as possíveis interações com medicamentos. Neste capítulo, serão abordados exemplos de interações que podem ocorrer e os cuidados necessários para a realização de uma prescrição segura.

INTERAÇÕES: ASPECTOS GERAIS

Quando ocorrem alterações funcionais e/ou estruturais no organismo em virtude de doenças ou infecções, utilizam-se medicamentos para restauração da saúde. A via de administração preferencial é a oral, em razão da sua comodidade e segurança, entre outras razões. A maioria dos fármacos administrados oralmente é absorvida por difusão passiva, sua absorção ocorre pelo trato gastrintestinal, e sua concentração sanguínea é influenciada por diversos fatores, conforme descrito na Tabela 6.1. O trajeto dos fármacos no organismo pode ser representado por meio de três fases: biofarmacêutica, farmacocinética e farmacodinâmica.[1]

Como pode ser observado na Figura 6.1, na fase farmacêutica, ocorre a desintegração da forma de dosagem, seguida da dissolução da substância ativa. A fase farmacocinética, que abrange os processos de absorção, distribuição, metabolismo e excreção (ADME), pode ser definida como "o que o organismo faz com o fármaco". Já a fase far-

TABELA 6.1
Diferentes fatores que influenciam a biodisponibilidade de fármacos

FATORES RELACIONADOS AOS FÁRMACOS	FATORES RELACIONADOS AO PACIENTE
Circulação êntero-hepática	Consumo de alimentos
Forma farmacêutica	Idade
Liberação imediata ou lenta	Ingestão de fluidos
Metabolismo pré-sistêmico	Metabolismo intestinal e hepático
Natureza química	Microbiota intestinal
pKa do fármaco	pH gastrintestinal
Solubilidade	Presença de patologia gastrintestinal
Tamanho da partícula	Tempo de trânsito intestinal

Fonte: Adaptada de Moura e Reyes.[1]

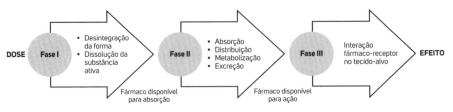

FIGURA 6.1
Imagem representativa das fases de um fármaco no organismo.
Fonte: Adaptada de Pereira.[2]

macodinâmica está relacionada com a interação do fármaco com seu alvo (receptor, enzimas, etc.) e a consequente produção do efeito terapêutico, e pode ser entendida como "o que o fármaco faz no organismo".[2]

FASE BIOFARMACÊUTICA

Compreende todos os processos que ocorrem com o medicamento a partir da sua administração, incluindo as etapas de liberação e dissolução do princípio ativo. Essa fase deixa o fármaco disponível para a absorção. Entretanto, a natureza química, o estado físico, o tamanho e a superfície da partícula, a quantidade e o tipo dos excipientes utilizados, o processo farmacêutico empregado e a formulação são fatores que podem influir na biodisponibilidade do princípio ativo, fazendo variar o tempo de absorção e a quantidade absorvida.[1]

FASE FARMACOCINÉTICA

Essa fase inclui os processos nos quais o organismo interfere sobre o fármaco. Resumidamente, é o estudo dos processos de absorção, distribuição, metabolismo e excreção (ADME). Engloba:

- transporte: passagem do fármaco através das membranas biológicas;
- absorção: transporte do local da administração ou intestino até a circulação sistêmica;
- distribuição: dissolução no plasma e distribuição para os tecidos, movimento de um local a outro;
- metabolismo e excreção: as drogas e seus metabólitos são excretados por diferentes vias, de acordo com suas características físico-químicas. Por exemplo, renal, biliar, pulmonar, secreções externas.[1]

O metabolismo ocorre em dois tipos de reações básicas, referidas como reações Fase I e Fase II. A primeira inclui reações bioquímicas, como oxidação, redução e hidrólise, as quais conduzem a modificações nas moléculas dos fármacos. A segunda corresponde àquelas que conjugam os grupos funcionais dos fármacos a moléculas endógenas. Essas reações são catalisadas por enzimas ou sistemas enzimáticos, sendo o fígado o principal local de metabolismo de compostos ativos, em função de seu amplo sistema microssomal. Outros órgãos e tecidos, como pulmões, rins, mucosa intestinal, pele e plasma sanguíneo, também podem participar desse processo.[1]

FASE FARMACODINÂMICA

Fase responsável pelo estudo das ações das drogas no organismo vivo e das interações moleculares que regulam o reconhecimento molecular de um fármaco pelo receptor. O resultado dessa interação produz o efeito terapêutico, cuja resposta é variável e depende de diversos fatores individuais, além dos farmacocinéticos.[1]

As interações podem ocorrer durante a absorção, a distribuição, o metabolismo ou a excreção e podem gerar competição pelo local de absorção, alterações de pH, alterações da motilidade intestinal, entre outros. Essas interações podem ser sinérgicas – aumentam mutuamente a sua absorção no trato digestivo e cumprem a mesma função metabólica no tecido ou na célula –; ou antagônicas – quando ocorre o efeito contrário produzido por um elemento sobre o outro ou sobre uma função bioquímica no organismo.[1]

Diferentes tipos de interações são possíveis, entre elas, fitoterápico ↔ alimento e medicamento ↔ fitoterápico, as quais podem alterar a disponibilidade, a ação ou a toxicidade de uma dessas substâncias ou de ambas.

INTERAÇÕES ENTRE PLANTAS E NUTRIENTES

O potencial de alguns alimentos e nutrientes de prejudicar ou aumentar a absorção de medicamentos, vitaminas e minerais é amplamente reconhecido, mas a relação entre os fitoterápicos e a biodisponibilidade de micronutrientes ainda foi pouco explorada, e poucos estudos prospectivos tentaram caracterizar a prevalência e a relevância clínica dessas interações.[3]

No Brasil, por exemplo, tanto o consumo de suplementos alimentares quanto o de fitoterápicos têm crescido. De acordo com a Associação Brasileira da Indústria de Alimentos para Fins Especiais e Congêneres (Abiad), o consumo de suplementos alimentares é de cerca de 54%, sendo a maioria (48%) vitaminas, seguida por minerais (22%).[4] Em relação a produtos à base de plantas medicinais, cerca de 82% da população brasileira faz a utilização,[5] sendo que, somente entre 2013 e 2015, a busca por esses produtos no Sistema Único de Saúde (SUS) cresceu 161%.[6]

Com o aumento do consumo de plantas medicinais e fitoterápicos nas últimas duas décadas, várias interações medicamentosas relevantes clinicamente foram identificadas, visto que esses produtos são formulados com extratos vegetais concentrados contendo uma infinidade de fitoquímicos que são, muitas vezes, únicos e incomuns, capazes de modular enzimas e transportadores presentes no intestino e no fígado. Alguns extratos podem reduzir a absorção de ferro, folato e ascorbato.[3] Na Tabela 6.2, são listadas algumas espécies de plantas medicinais e suas interações com nutrientes.

TABELA 6.2
Exemplos de interações entre plantas medicinais e micronutrientes

NOME CIENTÍFICO	NOME POPULAR	NUTRIENTE E INTERAÇÃO
Rhamnus purshiana DC.	Cáscara-sagrada	Afeta a absorção de nutrientes dos alimentos
Mentha x piperita L.	Hortelã-pimenta	Reduz a absorção de ferro *Algumas espécies, como camomila, alcaçuz, equinácea, hipérico, entre outras, se utilizadas junto com a hortelã, poderão ser afetadas.
Plantago ovata L.	Psyllium	Pode afetar a absorção de cálcio

Continua

TABELA 6.2
Exemplos de interações entre plantas medicinais e micronutrientes

NOME CIENTÍFICO	NOME POPULAR	NUTRIENTE E INTERAÇÃO
Senna alexandrina Mill.	Sene	Afeta a absorção de nutrientes dos alimentos
Cimicifuga racemosa (L.) Nutt.	Cimicifuga	Pode inibir a absorção de ferro
Matricaria recutita L.	Camomila	Reduz a absorção de ferro
Salix alba L.	Salgueiro	A presença de taninos nessa planta poderá interferir na absorção de ferro
Serenoa repens (W. Bartram) Small	Saw palmetto	A presença de taninos nessa planta poderá limitar a absorção de ferro
Tanacetum parthenium (L.) Sch. Bip.	Tanaceto	A presença de taninos pode formar complexos com o ferro e, assim, comprometer sua absorção

Fonte: Adaptada de Nicoletti e colaboradores.[7]

Assim como os fármacos e os micronutrientes, os compostos químicos presentes nas plantas medicinais também estão sujeitos à mesma absorção, vias de distribuição, metabolismo e excreção que o organismo emprega para lidar com qualquer xenobiótico. Como tal, todos os três provavelmente irão interferir entre si quando tomados concomitantemente, sobretudo se eles competem ou modulam uma via em comum.[3]

Muitos indivíduos consomem ambos, fitoterápicos e suplementos vitamínicos e minerais, sendo esta uma prática comum. Considerando que existem milhões de pessoas tomando mais de um suplemento de uma vez, é provável que haja pelo menos centenas de milhares misturando plantas com suplementos vitamínicos e minerais, o que pode impactar populações vulneráveis, como os idosos. Entre os compostos fitoquímicos mais amplamente reconhecidos como quelantes de metais essenciais da dieta estão o ácido fítico, as catequinas e a silimarina (Tabela 6.3).[3]

INTERAÇÕES ENTRE PLANTAS E MEDICAMENTOS

Diversos fatores contribuem para o uso de plantas medicinais e fitoterápicos por conta própria, sem a orientação profissional adequada; entre eles, destacam-se o baixo fator aquisitivo de grande parcela da população e a falta de programas educativos, que muitas vezes culminam no uso errôneo desses produtos à base de plantas.

Aliada a essa situação, a prática indiscriminada na comercialização é crescente e preocupante, seja em estabelecimentos comerciais ou pela internet. Dessa forma,

TABELA 6.3
Exemplos de interações entre constituintes fitoquímicos presentes em plantas medicinais e fitoterápicos e micronutrientes

CONSTITUINTE QUÍMICO	MICRONUTRIENTE AFETADO	EFEITO E MECANISMO DA INTERAÇÃO
Polifenóis (catequina, quercetina)	Ferro Folato e ácido ascórbico	Reduz a absorção via complexação Reduz a absorção via inibição do transportador de absorção
Silimarina	Ferro	Reduz a absorção via complexação
Ácido fítico	Cálcio, ferro e zinco	Reduz a absorção via complexação
Hiperforina	Vitamina D	Depuração plasmática aumentada por meio da indução do metabolismo do CYP3A4

Fonte: Adaptada de Gurley e colaboradores.[3]

muitos indivíduos acabam baseando-se em qualquer informação recebida por leigos e que seja considerada verdadeira para o restabelecimento da saúde.[8]

Além disso, muitos indivíduos utilizam de forma simultânea medicamentos alopáticos e fitoterápicos sem orientação profissional, uma prática muitas vezes não relatada aos profissionais de saúde durante a anamnese, o que gera um risco de ocorrência de interações, visto que constituintes presentes nos fitoterápicos e plantas medicinais podem modular enzimas responsáveis pela metabolização ou transportadores que afetam a exposição sistêmica ou tecidual. Essas interações medicamentosas podem manifestar-se devido a alterações na absorção, distribuição, metabolismo, e/ou excreção da droga, conforme pode ser observado na Figura 6.2.[9]

A Figura 6.3 representa os locais e quais interações podem ocorrer entre fármacos e fitoterápicos por meio da interferência em enzimas metabolizadoras de drogas no fígado, no estômago e nos intestinos, ou transportadores de drogas nos rins, no estômago e nos intestinos que alteram a absorção, a biodisponibilidade e a eliminação da droga, além de proteínas circulantes que podem alterar a distribuição da droga.[11]

EXEMPLOS DE PLANTAS MEDICINAIS E FITOTERÁPICOS QUE APRESENTAM INTERAÇÕES MEDICAMENTOSAS RELATADAS NA LITERATURA

Com o interesse crescente na medicina tradicional, deve-se ter em mente que o crescente uso de produtos à base de plantas, autoprescritos ou integrados a medicamentos

FITOTERAPIA AVANÇADA

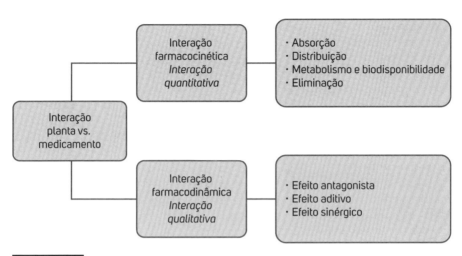

FIGURA 6.2
Mecanismos envolvendo interações entre fármacos e fitoterápicos.
Fonte: Adaptada de Gupta e colaboradores.[10]

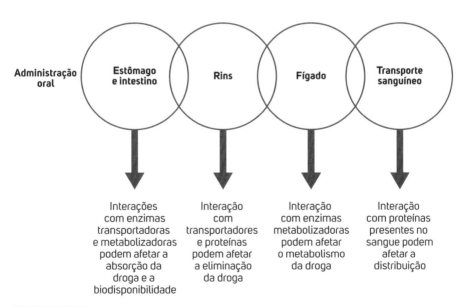

FIGURA 6.3
Locais e interações que podem ocorrer entre fármacos e fitoterápicos.
Fonte: Adaptada de Sprouse e Van Breemen.[11]

convencionais, em alguns casos contribuirá para intensificar a incidência de possíveis interações, por isso esse assunto é tão relevante e importante.[12]

Os fitoterápicos podem interagir com medicamentos em diferentes órgãos e alvos de ação. A maioria dos que possuem interações medicamentosas estão envolvidos com o citocromo P450 e/ou a glicoproteína-P (gp-P), mas os papéis dos transportadores de drogas, incluindo transportadores orgânicos de ânions e cátions, também são importantes.[13]

Relatos de casos associados a ensaios farmacocinéticos constituem o nível mais alto de evidência para essas interações. Algumas espécies, como a erva-de-são-joão (*Hypericum perforatum* L.), são conhecidas por causar interações medicamentosas clinicamente importantes e devem ser evitadas pela maioria dos pacientes que recebem qualquer terapia farmacológica, devido ao risco de redução da sua efetividade. No entanto, algumas espécies foram testadas apenas *in vitro*, e os resultados não foram confirmados ou foram refutados em ensaios clínicos. Alguns fitoterápicos têm uma baixa probabilidade de interações medicamentosas e, com certas ressalvas, podem ser tomados com segurança com a maioria dos medicamentos (Tabela 6.4).[13,14]

Na Tabela 6.5, estão descritas algumas plantas medicinais e suas possíveis interações.

TABELA 6.4
Espécies de plantas medicinais que possuem baixo risco de interações medicamentosas

NOME CIENTÍFICO	NOME POPULAR	OBSERVAÇÕES
Actaea racemosa L.	Black cohosh	Pode reduzir a efetividade de fármacos como amiodarona, fexofenadina, glibenclamida e estatinas
Vaccinium spp.	Cranberry	–
Ginkgo biloba L.	Ginkgo	Pode aumentar o risco de sangramentos quando administrado em combinação com varfarina
Panax quinquefolius L.	Ginseng-americano	Pode reduzir de forma modesta os níveis de glicemia
Silybum marianum (L.) Gaertn.	Cardo-mariano	Pode reduzir as concentrações de medicamentos metabolizados pela CYP2C9, como varfarina, diazepam e fenitoína
Serenoa repens (W. Bartram) Small	Saw palmetto	–
Valeriana officinalis L.	Valeriana	–

Fonte: Adaptada de Asher e colaboradores.[14]

TABELA 6.5
Exemplos de plantas medicinais que apresentam interações medicamentosas

NOME CIENTÍFICO	NOME POPULAR	INTERAÇÕES
Echinacea purpurea (L.) Moench	Equinácea	Cuidado ao combinar com medicamentos metabolizados por qualquer uma das enzimas do citocromo P450, incluindo medicamentos antipsicóticos e antidepressivos
Allium sativum L.	Alho	Medicamentos que são transportados pela glicoproteína-P (gp-P), como colchicina, digoxina, doxorrubicina, quinidina, rosuvastatina e tacrolimo, não devem ser combinados com prescrição de produtos com alho
Ginkgo biloba L.	Ginkgo	Inibe a agregação plaquetária; pode aumentar o risco de sangramento com o uso concomitante de varfarina
Panax ginseng C. A. Mey.	Ginseng-indiano	Pode diminuir a eficácia de diversos medicamentos, incluindo bloqueadores dos canais de cálcio, quimioterápicos e antirretrovirais, alguns medicamentos anti-hipertensivos e estatina e alguns antidepressivos; deve ser usado com cautela ou evitado em pacientes que utilizem varfarina
Hydrastis canadensis L.	Goldenseal	Inibe duas enzimas principais, CYP2D6 e CYP3A4, responsáveis pela metabolização de grande parte dos agentes farmacêuticos
Camellia sinensis (L.) Kuntze	Chá-verde	Seu extrato pode causar interações em modelos in vitro e estudos clínicos, porém com resultados controversos; seu uso deve ser evitado em combinação com medicamentos transportados pela gp-P
Piper methysticum G. Forst.	Kava-kava	Pacientes devem ser aconselhados a parar de ingerir essa planta pelo menos 5 dias antes de realizar cirurgia com anestesia geral; medicamentos metabolizados pela CYP2C9 ou CYP2C19 devem ser monitorados atentamente quanto a efeitos adversos clínicos e anormalidades laboratoriais (p. ex., nível de glicose) ou os pacientes devem ser instruídos a não usar produtos contendo kava-kava; deve-se ter cautela em pacientes que usam depressores do sistema nervoso central, como benzodiazepínicos ou álcool, devido ao risco aumentado de sonolência e depressão do reflexo motor

Continua

TABELA 6.5
Exemplos de plantas medicinais que apresentam interações medicamentosas

NOME CIENTÍFICO	NOME POPULAR	INTERAÇÕES
Silybum marianum (L.) Gaertn.	Cardo-mariano	Pode reduzir as concentrações de outros medicamentos metabolizados pelo CYP2C9, como varfarina, fenitoína e diazepam
Hypericum perforatum L.	Erva-de-são-joão	Estudos clínicos demonstraram que é um potente indutor do CYP3A4 e da gp-P; pode reduzir as concentrações de ciclosporina, tacrolimo, varfarina, inibidores de protease, irinotecano, teofilina, digoxina, venlafaxina e contraceptivos orais; é altamente recomendável evitar o uso simultâneo da erva-de-são-joão com medicamentos vendidos sem receita e com receita médica
Cynara scolymus L.	Alcachofra	Pode causar hipovolemia e hipocalemia quando utilizada com diuréticos, especialmente diuréticos de alça (furosemida) e tiazídicos (clortalidona, hidroclorotiazida, indapamida)
Peumus boldus Molina	Boldo, boldo-do-chile	Pacientes que estão sob a terapia com anticoagulantes não devem ingerir concomitantemente medicamentos contendo boldo pela ação aditiva à função antiplaquetária de anticoagulantes
Matricaria recutita L.	Camomila	Interage com anticoagulantes (como a varfarina) e aumenta o risco de sangramento; poderá intensificar ou prolongar a ação depressora do sistema nervoso central quando associada a barbitúricos; pode apresentar efeito antiestrogênico e interagir com suplementos contendo soja ou *Trifolium pratense* L
Aesculus hippocastanum L.	Castanha-da-índia	Pode aumentar o risco de sangramentos quando utilizada com ácido acetilsalicílico, varfarina, heparina, clopidogrel e anti-inflamatórios (p. ex., ibuprofeno ou naproxeno); pode afetar a eficácia de fármacos com atividade antiácida ou antiúlcera; não deve ser administrada com outros fármacos nefrotóxicos, como a gentamicina
Melissa officinalis L.	Erva-cidreira	Interage com depressores do sistema nervoso central e com hormônios tireoidianos (poderá se ligar à tirotropina)

Continua

TABELA 6.5
Exemplos de plantas medicinais que apresentam interações medicamentosas

NOME CIENTÍFICO	NOME POPULAR	INTERAÇÕES
Zingiber officinale Roscoe	Gengibre	Estimula a produção de HCL estomacal e pode comprometer a ação de medicamentos contendo sucralfato, ranitidina ou lansoprazol; pode aumentar o risco de sangramento quando administrado junto com ácido acetilsalicílico, varfarina, heparina, ibuprofeno ou naproxeno; em doses elevadas, poderá desencadear sonolência, e pode interferir com medicamentos que alteram a contração cardíaca
Paullinia cupana Kunth	Guaraná	Potencializa a ação de analgésicos e, quando administrado com anticoagulantes, poderá inibir a agregação de plaquetas, aumentando o risco de sangramento
Mentha x piperita L.	Hortelã-pimenta	Pode aumentar a concentração sanguínea de fármacos como o felodipino e a sinvastatina; pode interferir no sistema enzimático hepático citocromo P450 e, como consequência, os níveis de outros fármacos administrados, concomitantemente, poderão elevar-se no sangue, promovendo intensificação dos efeitos ou potencializando reações adversas graves

Fonte: Adaptada de Nicoletti e colaboradores[8] e Asher e colaboradores.[14]

Algumas espécies, de acordo com a literatura científica, apresentam baixo risco de causar interações medicamentosas, conforme pode ser observado na Tabela 6.4.

Os profissionais devem ter uma boa base de conhecimento sobre a fitoterapia, discutir efeitos adversos, monitorar e identificar possíveis interações.[15] É essencial que prescritores embasem suas condutas e a análise de possíveis interações com recursos atuais, pois regularmente são publicados novos estudos e dados sobre possíveis interações medicamentosas. Recursos mais antigos e que não sofrem atualizações periódicas podem apresentar informações e recomendações enganosas ou incorretas. Exemplos de fontes confiáveis incluem o *PubMed*, que é uma base de dados de medicina, a *Micromedex*, que possui monografias sobre medicamentos e suplementos com um verificador de possíveis interações, assim como a *Natural Medicines – therapeutic research*, que também engloba uma base de dados com verificador.[14]

Para pacientes que utilizam medicamentos prescritos, se houver poucos ou nenhum dado disponível sobre o potencial de interações medicamentosas específicas com determinadas espécies vegetais, a conduta tradicional é a recomendação contra o uso de suplementos e fitoterápicos. No entanto, os prescritores devem reconhecer que essas interações são raras. A dependência do monitoramento do paciente quanto a efeitos adversos pode ser a melhor maneira de proteger contra interações adversas.[14]

A falta de conhecimento e entendimento sobre interações medicamentosas entre pacientes e profissionais de saúde pode ocasionar sérios efeitos em populações vulneráveis, incluindo idosos, crianças, mulheres grávidas, pessoas imunocomprometidas (p. ex., com vírus da imunodeficiência humana ou transplantadas) e indivíduos com disfunção hepática ou renal.[15]

Também é importante alertar para a subnotificação de reações adversas a medicamentos, visto que é improvável que muitos consumidores atribuam problemas de saúde a um produto que eles consideram seguro e natural (fitoterápico), e relutam em relatar um efeito adverso de uma substância automediada. Nos Estados Unidos, por exemplo, os fabricantes de suplementos raramente relatam graves efeitos adversos ao Food and Drug Administration (FDA).[15]

Vale salientar que nem todas as interações entre plantas e/ou fitoterápicos com fármacos são prejudiciais. Há alguns relatos na literatura que demonstram casos concretos nos quais pode ocorrer uma interação positiva entre uma planta ou um produto à base de plantas e um medicamento convencional, o que resulta em um potencial aumento na eficácia do fármaco ou em uma possível redução de efeitos adversos.[12]

A união de duas ou mais espécies de plantas medicinais, ou de uma planta com um fármaco, pode ter efeito benéfico devido ao efeito sinérgico. Sinergia é um processo no qual algumas substâncias cooperam para alcançar um efeito combinado que é maior que a soma de seus efeitos separados. Nesse sentido, efeitos sinérgicos podem ser observados na interação entre produtos fitoterápicos e medicamentos convencionais.[12]

Um exemplo é o estudo clínico duplo-cego randomizado que foi realizado com pacientes com talassemia, que receberam um tablete de 140 mg de silimarina (princípio ativo da espécie *Silybum marianum* L. Gaertn.), 3 vezes ao dia, por 3 meses, em combinação com o tratamento convencional desferrioxamina. Os resultados desse estudo revelaram que a terapia combinada foi bem tolerada e mais eficaz que a desferrioxamina na redução do nível sérico de ferritina.[16]

De acordo com Pezzani e colaboradores,[12] a fitoterapia deve ser considerada uma opção válida no tratamento de transtornos humanos, não apenas para doenças de grau leve, mas também para doenças mais complexas e problemáticas. Certamente, os dados pré-clínicos necessitam de confirmações por ensaios clínicos robustos (duplo-cego randomizado).

Ensaios clínicos são o padrão-ouro para a avaliação de interações entre fármacos e fitoterápicos, e geralmente são realizados apenas quando há relatos de efeitos adversos inesperados do consumidor ou, preferencialmente, por estudos pré-clínicos preditivos. Como exemplo, estudos clínicos de Fase 1 foram capazes de confirmar o que estudos pré-clínicos e relatos de casos afirmavam sobre a erva-de-são-joão (*Hypericum perforatum* L.), que interage com enzimas do citocromo P450. Por outro lado, em outros casos, os estudos clínicos não confirmaram alegações de alterações de outras espécies medicinais. Ressalta-se que, para plantas medicinais e fitoterápicos com uma longa história de uso sem incidentes, o risco de interações medicamentosas é provavelmente baixo. No entanto, se não houver testes pré-clínicos, as possíveis interações só serão reconhecidas caso os consumidores já tenham sido afetados.[11]

Realizando uma pesquisa rápida na base de dados de ensaios clínicos *ClinicalTrials.gov* com o descritor "plant", 1.170 estudos apareceram (dezembro de 2019).

Apesar de ser um número expressivo, grande parte dos produtos à base de plantas não foi avaliada cientificamente, o que limita dados concretos sobre farmacocinética, farmacodinâmica, eficácia e segurança.[15]

Além disso, há estudos clínicos que foram realizados sem rigor suficiente de detalhes, o que deve ser sempre analisado com cautela. Alguns exemplos são: consistência nos métodos de pesquisa, poucos participantes, ausência de grupos-placebo, falta de padronização dos suplementos em investigação e ausência de dados sobre interações. Destaca-se a importância de que produtos à base de plantas administrados aos pacientes devem, idealmente, ser quimicamente caracterizados, padronizados e de qualidade reconhecida.[13,15]

Algumas espécies demonstradas no Quadro 6.1, amplamente utilizadas pela população, não apresentam relatos de interações até o momento, e, dessa forma, apresentam baixo risco.

Destaca-se que os prescritores devem consultar recursos confiáveis para ajudar a avaliar a segurança de combinações específicas de plantas medicinais ou fitoterápicos e medicamentos. Como a maioria dos pacientes não divulga o uso desses produtos aos

QUADRO 6.1
Produtos naturais populares e sem interação medicamentosa pré-clínica ou clínica relatada

Abacaxi (*Ananas comosus* [L.] Merr.)	Sabugueiro (*Sambucus nigra* L.)	Gimnema (*Gymnema sylvestre* [Retz.] R. Br. ex Sm.)	Sene (*Senna alexandrina* Mill.)
Cáscara-sagrada (*Frangula purshiana* Cooper)	Funcho (*Foeniculum vulgare* Mill.)	Cavalinha (*Equisetum* spp.)	Spirulina (*Arthrospira* spp.)
Chia (*Salvia hispanica* L.)	Feno-grego (*Trigonella foenum-graecum* L.)	Maca (*Lepidium meyenii* Walp.)	Tribulus (*Tribulus terrestris* L.)
Canela (*Cinnamomum* spp.)	Linhaça (*Linum usitatissimum* L.)	Folha de oliveira (*Olea europaea* L.)	Feijão-branco (*Phaseolus vulgaris* L.)
Óleo de coco (*Cocos nucifera* L.)	Centela (*Centella asiatica* [L.] Urb.)	Picnogenol (*Pinus pinaster* Aiton)	Cevada (*Hordeum vulgare* L.)

Nome popular (nome botânico em latim).
Fonte: Adaptado de Sprouse e Van Breemen.[11]

médicos, a estratégia mais importante para detectar interações medicamentosas é desenvolver um relacionamento de confiança que incentive os pacientes a discutirem o uso de plantas medicinais, fitoterápicos e suplementos alimentares.[14]

Os profissionais de saúde devem questionar cuidadosamente os pacientes sobre o uso de produtos à base de plantas, principalmente em pacientes idosos com maior risco de interações adversas devido ao grande número de medicamentos que normalmente utilizam.[15]

TOXICIDADE DE FITOTERÁPICOS: ASPECTOS RELEVANTES

Existem várias causas responsáveis pelo desencadeamento de intoxicações com plantas medicinais, como falta de conhecimento a respeito de condições de cultivo, associada à correta identificação farmacobotânica da planta, informações insuficientes sobre reações adversas, esquema posológico, período a ser empregado, entre outras e, em especial, as interações medicamentosas decorrentes.[8]

Apesar de grande parte da população acreditar que as plantas medicinais e os fitoterápicos não apresentam riscos à saúde por serem naturais, eles podem causar graves danos, podendo inclusive levar ao óbito. A toxicidade das plantas depende de diversos fatores, como a presença de contaminantes e metais pesados, agrotóxicos, uso inadequado, dose ou tempo de uso maior que o recomendado, uso errôneo da espécie, entre outros.

No Brasil, entre os anos 2000 e 2015, foram registrados 23.297 casos de intoxicações por plantas e um total de 44 óbitos. Esse número de intoxicações representa 1,6% do total das intoxicações no mesmo período por todas as causas registradas. Esses casos ocorreram principalmente em meio urbano (80%), e, em relação à faixa etária, foi mais comum em crianças de 1 a 9 anos (59%). Com relação à circunstância das intoxicações, verificou-se que grande parte foi acidental (84%), sendo que a automedicação correspondeu a apenas 1,2%.[17] Porém, é essencial ressaltar que, no Brasil, não há obrigatoriedade quanto à notificação dos eventos toxicológicos e, além disso, muitas pessoas não associam o uso de plantas medicinais a efeitos indesejáveis.

Há diversos materiais disponíveis que estabelecem a regulamentação de substâncias vegetais e fitoterápicos, que prezam pela identificação botânica correta, pelos padrões básicos de qualidade e pela necessidade de garantir sua segurança e eficácia. Além disso, há várias resoluções específicas sendo regulamentadas pela Agência Nacional de Vigilância Sanitária (Anvisa). Além disso, há materiais como a Farmacopeia e o Memento Fitoterápico, que servem como guias para o preparo e a prescrição de plantas medicinais. Essas medidas são fundamentais para garantir a qualidade, a efetividade e a segurança no uso desses produtos e evitar possíveis efeitos indesejáveis e intoxicações.[18]

A qualidade de substâncias vegetais e fitoterápicos é muito importante, e relatos da presença de contaminantes, como pesticidas, metais pesados e bactérias, além de adulteração com outros componentes ou espécies, infelizmente são problemas graves.

Também é um desafio ter a garantia de que os suplementos contêm a concentração adequada dos componentes ativos.[14] Devido a esses fatores, é fundamental que os órgãos de regulamentação, como a Anvisa, realizem a fiscalização, e que os prescritores tenham senso crítico e conheçam as empresas e matérias-primas, no intuito de garantir a segurança e a qualidade dos produtos indicados e prescritos.

Destaca-se que as plantas são reconhecidas fontes de micronutrientes (vitaminas, minerais), mas os fitoterápicos diferem da maioria das frutas e vegetais. Seus constituintes fitoquímicos são provenientes do metabolismo secundário, sendo diversos e, muitas vezes, únicos. Além disso, algumas espécies podem absorver metais do solo e concentrá-los dentro de suas raízes e de outras partes da planta. Como resultado, muitas têm quantidades relevantes de nutrientes minerais, como ferro, cobre e zinco. No entanto, as plantas cultivadas em solos poluídos podem acabar sendo contaminadas com metais pesados, entre eles, arsênico, cádmio, chumbo e mercúrio.[3]

Embora grande parte dos fitoterápicos contenha quantidades seguras e aceitáveis de metais, outras são problemáticas, como as de alguns produtos da medicina tradicional chinesa e ayurvédicos, conforme descrito por Bolan e colaboradores,[19] principalmente com concentrações tóxicas de chumbo, mercúrio, arsênico e cádmio. Essa presença pode ser relacionada ao local de plantio e à poluição do ambiente.

Apesar da falta de evidências científicas sobre muitos produtos à base de plantas, mais de 30 mil são vendidos só nos Estados Unidos, com mais 1.000 novos suplementos introduzidos anualmente sem que passem por testes rigorosos. Infelizmente, muitos suplementos contêm ingredientes ou contaminantes com efeitos adversos ou que podem causar interações medicamentosas.[15]

Um estudo realizado no Brasil por Machado[20] avaliou a presença de metais pesados em diferentes fitoterápicos, e observou que o chumbo foi o metal encontrado em maiores concentrações. Entre os produtos avaliados, a *Centella asiatica* (L.) Urb. foi a espécie com maior frequência de amostras contendo níveis mais altos de metais que o limite de quantificação, seguida da *Maytenus ilicifolia* Mart. ex Reissek e da *Ginkgo biloba* L. Dessa forma, a exposição ao chumbo e aos demais metais, por meio do consumo de fitoterápicos, pode ser significativa. Porém, apesar de o Brasil ser um importante produtor e consumidor de medicamentos fitoterápicos, o nível de metais pesados tóxicos nesses produtos é pouco explorado.

Outra preocupação que vem se acentuando no nosso País é o uso de agrotóxicos, especialmente na alimentação, mas também é um problema real entre as plantas medicinais e fitoterápicos.

A presença de resíduos de agrotóxicos em plantas medicinais e fitoterápicos é uma preocupação das agências reguladoras de medicamentos em todo o mundo. A Anvisa tem trabalhado na implantação da análise de resíduos de agrotóxicos em produtos fitoterápicos, essencial para o controle de qualidade desses medicamentos, uma vez que os agrotóxicos podem causar riscos à saúde do usuário e influenciar na qualidade do tratamento, por serem capazes de modificar o efeito dos fitoterápicos (incluindo a sua segurança e eficácia) ao alterarem a composição das plantas utilizadas na elaboração desses medicamentos. O cultivo ideal para plantas medicinais é aquele realizado pelo sistema orgânico de produção de fitoterápicos, e, no Brasil, atualmente, apenas plantas medicinais que também são utilizadas como alimento possuem uso de agrotóxicos autorizados, como o alho, o gengibre e a hortelã.[21]

CONSIDERAÇÕES FINAIS

Conforme discutido neste capítulo, diversas interações podem ocorrer entre plantas medicinais e nutrientes e/ou fármacos. Nesse contexto, é essencial que a população e, principalmente, os profissionais de saúde sejam informados e capacitados quanto à gravidade e aos riscos do uso indiscriminado de plantas medicinais e fitoterápicos sem acompanhamento.

Além disso, é imprescindível que os prescritores questionem, no momento da consulta, sobre o uso desses produtos e que orientem o paciente sobre os possíveis riscos de interações. Também é necessário que os profissionais se atualizem e façam prescrições assertivas e da forma correta, sempre atentos às novas evidências científicas.

REFERÊNCIAS

1. Moura MRL, Reyes FG. Interação fármaco-nutriente: uma revisão. Rev Nutr. 2002;15(2):223-38.
2. Pereira DG. Importância do metabolismo no planejamento de fármacos. Quím Nova. 2007;30(1):171-7.
3. Gurley BJ, Tonsing-Carter A, Thomas SL, Fifer EK. Clinically relevant herb-micronutrient interactions: when botanicals, minerals, and vitamins collide. Adv Nutr. 2018;9(4):524S-32S.
4. Dino. ABIAD divulga pesquisa inédita sobre consumo de suplementos alimentares no país [Internet]. Exame; 2016 [capturado em 19 jan. 2020]. Disponível em: https://exame.abril.com.br/negocios/dino/abiad-divulga-pesquisa-inedita-sobreconsumo-de-suplementos-alimentares-no-pais-dino89090369131/.
5. Gadelha CS, Pinto Junior VM, Bezerra KKS, Pereira BBM, Maracajá PB. Estudo bibliográfico sobre o uso das plantas medicinais e fitoterápicos no Brasil. Revista Verde. 2013;8(5):208-12.
6. Brasil. Ministério da Saúde. Uso de fitoterápicos e plantas medicinais cresce no SUS [Internet]. Brasília: MS; 2016 [capturado em 19 jan. 2020]. Disponível em: http://www.saude.gov.br/noticias/agencia-saude/24205-uso-de-fitoterapicos-e-plantas-medicinais-cresce-no-sus.
7. Nicoletti MA, Carvalho KC, Oliveira Jr MA, Bertasso CC, Caporossi PY, Tavares APL. Uso popular de medicamentos contendo drogas de origem vegetal e/ou plantas medicinais: principais interações decorrentes Revista Saúde. 2010;4(1):25-39.
8. Nicoletti MA, Bertasso CC, Caporossi PY, Tavares, APL. Principais interações no uso de medicamentos fitoterápicos. Infarma. 2007;19(1-2):32-40.
9. Grimstein M, Huang S. A regulatory science viewpoint on botanical-drug Interactions. J Food Drug Anal. 2018;26(2S):S12-S25.
10. Gupta RC, Chang D, Nammi S, Bensoussan A, Bilinski K, Roufogalis BD. Interactions between antidiabetic drugs and herbs: an overview of mechanisms of action and clinical implications. Diabetol Metab Syndr. 2017;9:59.
11. Sprouse AA, Van Breemen RB. Pharmacokinetic interactions between and botanical dietary supplements. Drug Metab Dispos. 2016;44(2):162-71.
12. Pezzani R, Salehi B, Vitalini S, Iriti M, Zuniga FA, Sharifi-Rad J. Synergistic effects of plant derivatives and conventional chemotherapeutic agents: an update on the cancer perspective. Medicina. 2019;55(4):110.
13. Izzo AA, Hoon-Kim S, Radhakrishnan R, Williamson EM. A critical approach to evaluating clinical efficacy, adverse events and drug interactions of herbal remedies. Phytother Res. 2016;30(5):691-700.
14. Asher GN, Corbett AH, Hawke RL. Common herbal dietary supplement-drug interactions. Am Fam Physician. 2017;96(2):101-7.
15. Tachjian A, Maria V, Jahangir A. Use of herbal products and potential interactions in patients with cardiovascular diseases. J Am Coll Cardiol. 2010;55(6):515-25.

16. Gharagozloo M, Moayedi B, Zakerinia M, Hamidi M, Karimi M, Maracy M, et al. Combined therapy of silymarin and desferrioxamine in patients with beta-thalassemia major: a randomized double-blind clinical trial. Fundam Clin Pharmacol. 2009;23(3):359-65.
17. Maciel JMMP, Brito RC, Sousa Junior ER, Pinto NB. Análise retrospectiva das intoxicações por plantas no Brasil no período de 2000-2015. Revinter. 2018;11(3):74-86.
18. Cechinel-Zanchett CC. Legislação e controle de qualidade de medicamentos fitoterápicos nos países do Mercosul. Infarma. 2016;28(3):123-39.
19. Bolan S, Kunhikrishnan A, Seshadri B, Choppala G, Naidu R, Bolan NS, et al. Sources, distribution, bioavailability, toxicity, and risk assessment of heavy metal(loid)s in complementary medicines. Environ Int. 2017;108:103-18.
20. Machado LL. Cádmio, chumbo e mercúrio em medicamentos fitoterápicos [dissertação]. Brasília: Universidade de Brasília; 2001.
21. Agência Nacional de Vigilância Sanitária. Análise de resíduos de agrotóxicos em fitoterápicos [Internet]. Brasília: ANVISA; 2017 [capturado em 19 jan. 2020]. Disponível em: http://portal.anvisa.gov.br/documents/33836/2501251/FAQ_Agrotoxicos_Fito_final_2.pdf/af4af912-6852-491b-9a09-847bc0e18497.

7

FITOTERAPIA NOS CICLOS DA VIDA:

DA GESTAÇÃO À TERCEIRA IDADE

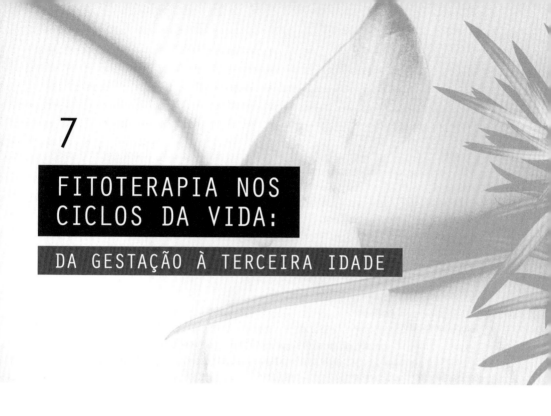

> Muitas são as dúvidas quanto ao uso de plantas medicinais na infância, na gestação e no envelhecimento. Neste capítulo, serão abordadas as principais diferenças fisiológicas dessas fases e o modo de utilização da fitoterapia de forma segura e eficaz em cada uma delas.

FITOTERAPIA APLICADA À INFÂNCIA

PRINCIPAIS PONTOS RELACIONADOS À FITOTERAPIA NA INFÂNCIA

O uso de recursos naturais, especialmente de plantas medicinais para prevenção e tratamento em crianças, é frequente e tradicional no Brasil e no mundo, sendo algo cultural, e, principalmente no cuidado primário, é utilizado para tratar distúrbios nas vias respiratórias, para aliviar cólicas ou para tranquilizar as crianças.[1]

A prática "cuidativa" das mães envolvendo esse recurso baseia-se em saberes repassados de geração a geração, com caráter preventivo e curativo. Em nível internacional, são poucos os estudos investigativos com populações representativas sobre o uso de produtos à base de plantas medicinais em crianças.[2]

Nos primeiros anos de vida, as crianças são acometidas por doenças corriqueiras, por isso os pais e/ou cuidadores utilizam terapias complementares, em especial a fitoterapia. Essa prática é influenciada por pessoas próximas, familiares ou amigos que já obtiveram resultados positivos e que, de forma empírica, vão repassando esses conhecimentos.[3]

Apesar de ser uma prática comum, a grande dificuldade do profissional prescritor é em relação à dose adequada para prescrição em crianças, visto que são poucas as evidências científicas estipulando doses corretas para as plantas medicinais, para essa faixa etária. Outras vezes, a família, durante uma consulta, não menciona o uso de chás e medicamentos fitoterápicos por não considerar importante ou relevante, por isso é essencial perguntar sobre isso durante a anamnese. Destaca-se, também, que o acesso a esses produtos é fácil, mas seu uso geralmente não é baseado em evidências e muitas vezes é feito de forma inadequada.

Na infância, os sistemas imunológico, hepático e renal ainda são pouco eficientes para lidar com substâncias estranhas ao organismo. Se necessário, a prescrição dos medicamentos, incluindo os chás, que para muitas pessoas podem parecer inofensivos, deve ser feita por profissional capacitado. O uso de medicamentos em crianças, principalmente nos bebês, nos quais a metabolização e a função renal são menos eficientes, pode acarretar efeitos mais intensos. A utilização de chás de forma indiscriminada em crianças portadoras de enfermidades hepáticas, renais ou outras doenças poderá lhes trazer graves consequências para a saúde se não houver acompanhamento médico.[4]

Os profissionais da saúde podem recomendar o uso das espécies medicinais que tenham demonstrado segurança e efetividade como primeira medida de tratamento, especialmente para pais que tenham manifestado interesse em utilizar a fitoterapia em seus filhos.[5]

Contudo, grande parte dos materiais disponíveis para estipular as doses das plantas medicinais é para adultos. A Anvisa[6] sugere que, para crianças de 3 a 7 anos, seja utilizado um quarto da dose utilizada para adultos e, para crianças entre 7 e 12 anos, recomenda-se utilizar metade da dose adulta. Panizza[7] sugere que seja utilizada a seguinte fórmula para crianças com até 20 kg: 50% da posologia sugerida para adultos dividida por 20, multiplicada pelo peso da criança em quilogramas.

A maioria dos estudos clínicos com plantas medicinais e preparações derivadas destas é feita com populações adultas, e, mesmo tendo diversos materiais à disposição para consulta, a maior parte é destinada aos adultos. De forma geral, o uso de plantas medicinais em crianças tem ação efetiva, é bem tolerado e realizado por um período pequeno, geralmente entre 1 a 4 semanas.[8] Deve-se respeitar a dosagem conforme a idade da criança, dando preferência para infusões até os 4 anos de idade, pois formulações contendo álcool, como é o caso das tinturas, devem ser prescritas sob indicação restrita.

As afecções mais comuns que acometem crianças são as que atingem o trato respiratório (como gripe, tosse e tonsilite), as do trato gastrintestinal (como cólicas, diarreia e constipação) e problemas relacionados ao sono.[3]

PLANTAS MEDICINAIS NAS DOENÇAS RESPIRATÓRIAS

Doenças respiratórias são comuns em crianças, e devem ser tratadas de forma correta, especialmente em casos graves. Algumas espécies vegetais são utilizadas como método alternativo ou complementar para o tratamento e a prevenção de doenças respiratórias, especialmente para sintomas mais leves, conforme observado na Tabela 7.1.

O resfriado comum, ou infecção do trato respiratório superior, geralmente é causado pelo rinovírus, encontrado nas secreções, e os sintomas, como febre, tosse, congestão nasal, dor de garganta e de cabeça e mialgias, podem durar até 10 dias.[9] O tratamento é direcionado ao alívio dos sintomas, e, nesse sentido, as plantas medicinais podem ser grandes aliadas.

Produtos naturais ou à base de plantas afetam certos fatores imunológicos. A equinácea, por exemplo, uma das espécies mais populares na Europa e nos Estados Unidos, é considerada um estimulante imunológico e é geralmente usada na prevenção e no tratamento de infecções do trato respiratório superior em crianças e adultos.[12]

O guaco é muito utilizado, especialmente no Brasil, em forma de xarope para o tratamento de sintomas de bronquite asmática, rouquidão e gripe. Seu principal constituinte é a cumarina 2H-1-benzopiran-2-ona, presente em suas folhas e relacionada à ação farmacológica dessa espécie. A hera também é utilizada devido ao seu efeito no trato respiratório, por possuir atividade broncodilatadora.[13]

PLANTAS MEDICINAIS E DISTÚRBIOS GASTRINTESTINAIS

Os distúrbios gastrintestinais estão entre as principais queixas quando se trata de crianças, e algumas espécies de plantas medicinais são utilizadas especialmente para o alívio de cólica intestinal, diarreia e constipação, conforme demonstrado na Tabela 7.2.

Apesar do uso comum, é essencial a utilização dessas plantas de forma correta de acordo com as indicações. O uso incorreto pode ter consequências: a camomila pode causar redução da ingestão de leite, a erva-doce pode levar a tremores e convulsões, e a hortelã pode levar à asfixia.[3]

PLANTAS MEDICINAIS E SISTEMA NERVOSO CENTRAL

Muitas crianças apresentam dificuldade para dormir e muita agitação. Dessa forma, algumas plantas medicinais podem ser utilizadas como calmantes suaves, como pode ser observado na Tabela 7.3.

TABELA 7.1
Plantas medicinais indicadas para o tratamento de distúrbios respiratórios em crianças

NOME CIENTÍFICO	FAMÍLIA	NOME POPULAR	PARTE UTILIZADA	ALEGAÇÕES TERAPÊUTICAS	OBSERVAÇÕES
Echinacea purpurea (L.) Moench	Asteraceae	Equinácea	Raiz	Imunoestimulante; auxilia na prevenção e no alívio dos sintomas de resfriado comum	Uso pediátrico acima de 12 anos
Mikania glomerata Spreng.	Asteraceae	Guaco	Folhas	Auxilia no tratamento sintomático de afecções respiratórias com tosse produtiva; em gripes e resfriados, bronquites alérgica e infecciosa, age como expectorante	–
Hedera helix L.	Araliaceae	Hera	Folhas	Descongestionante, tônica, vasodilatadora; auxilia no tratamento de asma, bronquite e laringite	Extrato seco – uso pediátrico acima de 2 anos
Mentha x piperita L.	Lamiaceae	Hortelã-pimenta	Folhas	Atividade expectorante	Uso pediátrico acima de 8 anos

Fonte: Costa,[10] Brasil.[6,11]

TABELA 7.2
Principais plantas medicinais utilizadas para distúrbios gastrintestinais em crianças

NOME CIENTÍFICO	FAMÍLIA	NOME POPULAR	PARTE UTILIZADA	ALEGAÇÕES TERAPÊUTICAS	OBSERVAÇÕES
Matricaria recutita L., Matricaria chamomilla L.	Asteraceae	Camomila	Flores	Melhora da cólica, da diarreia e dos gases	Uso indicado acima de 3 anos
Mentha x piperita L.	Lamiaceae	Hortelã-pimenta	Folhas	Auxilia no tratamento sintomático de espasmos leves do trato gastrintestinal, flatulência e dor abdominal, especialmente em pessoas com síndrome do colo irritável	Uso pediátrico acima de 8 anos
Foeniculum vulgare Mill.	Apiaceae	Funcho	Frutos	Alívio da cólica, antiespasmódico	–
Pimpinella anisum L.	Apiaceae	Erva-doce	Flores e folhas	Alívio da cólica, antiespasmódica	–
Plantago ovata Forssk	Plantaginaceae Juss.	Psyllium	Sementes	Alívio da constipação	–

Fonte: Alves e Silva[1] e Anheyer e colaboradores.[5]

TABELA 7.3
Espécies vegetais utilizadas como calmantes suaves para crianças

NOME CIENTÍFICO	FAMÍLIA	NOME POPULAR	PARTE UTILIZADA	ALEGAÇÕES TERAPÊUTICAS	OBSERVAÇÕES
Matricaria recutita L., *Matricaria chamomilla* L.	Asteraceae	Camomila	Flores	Ansiolítico e sedativo leve	Uso indicado acima de 3 anos
Passiflora incarnata L.	Passifloraceae Juss. ex Roussel.	Maracujá-doce	Folhas	Quadros leves de ansiedade e insônia, como calmante suave	Crianças de 3 a 12 anos devem passar por orientação médica
Melissa officinalis	Lamiaceae	Melissa, erva-cidreira	Sumidades floridas	Quadros leves de ansiedade e insônia, como calmante suave	–

Uma análise realizada com estudos clínicos randomizados controlados com pacientes com 5 a 14 anos avaliou sete plantas no tratamento de déficit de atenção/hiperatividade. Observou-se que *Melissa officinalis, Valeriana officinalis* e *Passiflora incarnata* apresentaram eficácia modesta, e, de acordo com os estudos, são relativamente seguras e sem efeitos adversos graves. O *Pinus pinaster* (picnogenol) e a *Ginkgo biloba* apresentaram evidências limitadas, enquanto a prímula e a erva-de-são-joão não demonstraram eficácia. Porém, ainda há poucos estudos e poucas evidências para a recomendação.[14]

FITOTERAPIA DURANTE A GESTAÇÃO

FITOTERAPIA NA GESTAÇÃO: ASPECTOS IMPORTANTES

O período gestacional é constituído por 40 semanas. O primeiro trimestre é caracterizado por diversas modificações fisiológicas devido à intensa divisão celular e caracterizado por náuseas e vômito. No segundo e terceiro trimestres, o desenvolvimento fetal sofre maior influência do meio externo, e várias condições podem interferir na evolução normal da gestação.[15] No primeiro trimestre de gestação, a náusea é a principal queixa entre gestantes, enquanto no segundo e no terceiro trimestres, em geral, a constipação é uma das principais reclamações.[16]

Um número cada vez maior de gestantes coloca a sua saúde e a de seus filhos em risco em virtude do desconhecimento sobre as propriedades fitoquímicas, o uso adequado de plantas medicinais e fitoterápicas e seus princípios ativos, assim como pela falta de comunicação com seus respectivos profissionais de saúde.[17]

O uso de plantas medicinais durante a gestação é um assunto sério, pois, apesar da crença de que "o que é natural não faz mal", diversas espécies apresentam potencial tóxico, teratogênico e abortivo. Já que esse período é tão importante e exige tamanha cautela, muitas vezes acredita-se que preferir o uso de plantas medicinais para o alívio de sintomas comuns (como náusea e vômito, constipação, inchaço, ansiedade e infecções urinárias de repetição) é mais seguro, porém o estudo de segurança com plantas medicinais é escasso.

Em um estudo com 9.459 mulheres de 23 diferentes nacionalidades, 28,9% reportaram o uso de plantas medicinais durante a gestação. Na América do Sul, 17,9% afirmaram utilizá-las. A maioria das espécies utilizadas serve para o alívio de resfriado e náusea, sendo gengibre, arando, valeriana e framboesa as mais citadas.[18]

É essencial assegurar a qualidade, a segurança e a eficácia, além de esclarecer à população em geral e aos profissionais de saúde, principalmente, sobre os riscos do uso indiscriminado de espécies medicinais.

Um estudo transversal multinacional realizado por Kennedy e colaboradores[19] com mulheres da Europa, na América do Norte e na Austrália observou que, no total, 29,3% delas (n = 2.673) reportaram o uso de plantas medicinais na gravidez. Destaca-

-se que dessas 126 espécies, 27 foram classificadas como contraindicadas, mas eram usadas por 20% das mulheres. As plantas mais utilizadas e classificadas como seguras foram *Zingiber officinale* (gengibre) (56,7%), *Vaccinium oxycoccos* L./*macrocarpon* Aiton (arando) (55%) e *Mentha* x *piperita* L. (hortelã-pimenta) (15,9%).

Outro fator preocupante é que parte dos fitoterápicos são consumidos sem acompanhamento por profissional de saúde, e são de venda sem prescrição médica. As gestantes e lactantes constituem um grupo populacional que culturalmente recorre ao uso de plantas medicinais; entretanto, especialmente durante o primeiro trimestre de gestação e lactação, diversas espécies cujos estudos toxicológicos não estejam concluídos são contraindicadas.[20] Na Tabela 7.4, podem-se observar algumas espécies contraindicadas durante o período gestacional e suas respectivas ações tóxicas.

Dessa forma, algumas espécies são utilizadas por gestantes para alívio desses sintomas, como o gengibre, o funcho e a canabis, no combate à náusea. Enquanto ruibarbo, linhaça, feno-grego e sene são usados para alívio da constipação. Uma revisão sistemática realizada com pesquisas clínicas e pré-clínicas, entre os anos 1980 e 2016, com essas espécies supracitadas, demonstrou que o sene parece ser seguro como laxativo, e o gengibre, como antiemético, especialmente no primeiro trimestre, sendo que seu uso deve ser feito com precaução no segundo e terceiro trimestres, assim como o funcho. A linhaça também deve ser usada com precaução, enquanto o feno-grego e a canabis não devem ser utilizados. Em relação à ingestão de ruibarbo e linhaça no primeiro trimestre, não foram encontrados estudos clínicos que suportem esse uso de forma segura. Destaca-se que a emodina, presente no ruibarbo, induz anormalidades fetais, e o feno-grego induziu efeito teratogênico tanto em estudos com animais quanto com humanos. Embora seguro no primeiro trimestre, há relato da redução do período gestacional quando o gengibre é utilizado no segundo trimestre, assim como o funcho. A canabis pode levar a transtornos neurológicos fetais.[16]

Além da falta de conhecimento adequado sobre os compostos presentes nos extratos de plantas e seus efeitos terapêuticos ou tóxicos, a prescrição de fitoterápicos e o uso de chás durante a gestação devem ser realizados com muita cautela e de forma bem planejada. Pode haver efeitos indesejáveis tanto na mãe quanto no feto, especialmente no primeiro trimestre, já que o embrião está em desenvolvimento. É precisamente nesse estágio que anomalias induzidas por agentes teratogênicos podem ocorrer – especialmente quando se trata de extratos de plantas medicinais, nos quais os compostos exatos presentes não são conhecidos e podem levar a malformações, já que a maioria das informações é apenas baseada em estudos de caso, e estudos clínicos são raros ou limitados. A maioria das recomendações é baseada em estudos pré-clínicos, que podem não refletir de forma adequada as condições e o desenvolvimento embrionários de humanos.[17]

Entre as espécies mais utilizadas na gestação e consideradas seguras, estão o *Zingiber officinale* Roscoe (gengibre), usado no mundo todo para o combate à náusea no período gestacional,[6,21] e a *Plantago ovata* Forssk. (psílio), para modulação da constipação, por meio do aumento do volume de absorção de água e pelo estímulo do peristaltismo intestinal.[22] Tanto os pacientes quanto os profissionais de saúde que desejam

TABELA 7.4

Exemplos de espécies vegetais contraindicadas na gestação e suas respectivas ações maléficas

NOME CIENTÍFICO	NOME POPULAR	AÇÃO
Aloe spp.	Babosa	Emenagoga, abortiva, mutagênica, ocitócica e catártica
Arnica montana L.	Arnica	Estimulante do útero, possui alta toxicidade
Artemisia absinthium L.	Losna	Emenagoga, neurotóxica e ocitócica
Baccharis spp.	Carqueja	Abortiva, relaxante do útero
Cassia senna L.	Sene	Estimulante do útero, abortiva, catártica
Calendula officinalis	Calêndula	Emenagoga e abortiva
Curcuma longa	Açafrão-falso	Emenagoga e abortiva
Cymbopogon citratus (DC.) Stapf	Capim-santo/capim-limão	Relaxante do útero
Plectranthus barbatus Andrews	Boldo-brasileiro	Abortiva
Foeniculum vulgare Mill.	Erva-doce	Emenagoga e abortiva
Hibiscus rosa-sinensis L.	Hibisco	Emenagoga e abortiva
Linum usitatissimum L.	Linhaça	Emenagoga
Matricaria recutita	Camomila	Emenagoga, relaxante do útero
Mentha x piperita L.	Hortelã-pimenta	Emenagoga e teratogênica
Rhamnus purshiana	Cáscara-sagrada	Estimulante do útero, abortiva
Rosmarinus officinalis L.	Alecrim	Abortiva
Trigonella foenum-graecum L.	Feno-grego	Emenagoga, estimulante do útero e abortiva
Thymus spp.	Tomilho	Emenagoga
Salvia officinalis L.	Sálvia	Emenagoga, ação hormonal e abortiva

Fonte: Adaptada de Brasil.[20]

utilizar as plantas medicinais como complemento à medicina convencional devem agir com muito cuidado e avaliar o uso de extratos em cada caso, avaliando benefícios, efeitos adversos e possíveis interações medicamentosas. Há escassez de evidências clínicas para assegurar o uso de plantas medicinais e fitoterápicos no período gestacional e na lactação; por isso, o profissional deve ter cuidado.[17]

LACTAÇÃO E PLANTAS MEDICINAIS

A amamentação é muito importante, principalmente até os 2 anos de vida, pois atende às necessidades nutricionais, metabólicas e imunológicas, além de proporcionar estímulo psicoafetivo. Entre os benefícios para o lactente, podemos destacar a proteção imunológica e o desenvolvimento cognitivo. Para a mãe, a amamentação também exerce efeitos benéficos, como a prevenção da hemorragia pós-parto, melhora da remineralização óssea com redução de fraturas do colo do fêmur no período pós-menopausa, redução do risco de câncer de mama e ovário, e proteção contra o desenvolvimento de diabetes melito tipo 2.[23]

A produção de leite materno origina-se a partir de uma complexa interação neuropsicoendócrina. Os galactagogos são substâncias que auxiliam a iniciação, a manutenção ou o aumento da produção de leite. A indicação médica mais comum inclui mulheres com produção de leite insuficiente e que não respondem ao aconselhamento do profissional de saúde em lactação. Nesses casos, ocorre o aumento da produção de leite após doença ou separação materna e infantil e o restabelecimento da produção de leite após o desmame.

Cada vez mais, as mulheres que amamentam estão ingerindo medicamentos à base de plantas, e é necessário que os profissionais de saúde questionem especificamente sobre o uso de medicamentos fitoterápicos durante a anamnese. Muitas vezes, existem outros medicamentos com perfis de segurança conhecidos durante a amamentação que podem ser usados. Se o medicamento à base de plantas não for essencial naquele momento, seu uso pode ser adiado durante o período de amamentação, que é a maneira mais segura de evitar possíveis complicações para o lactente.[24]

A terapia com uso de galactagogos pode ser indicada para induzir a lactação. Ao longo da história, mulheres de diferentes culturas utilizaram alimentos e plantas com a intenção de aumentar a produção de leite.[23] Porém, algumas plantas medicinais são contraindicadas durante a lactação (Tabela 7.5) por diminuírem a produção de leite, alterar seu sabor ou provocar cólicas no bebê.[20]

- *Trigonella foenum-graecum* (Feno-grego)

O feno-grego (*Trigonella foenum-graecum*) é uma espécie que apresenta diversos efeitos benéficos relatados na literatura e age como um galactagogo – atividade relacionada à sua atividade estrogênica – e por ser uma fonte de ácidos graxos essenciais. Há rela-

TABELA 7.5
Plantas contraindicadas na lactação e suas respectivas ações maléficas

NOME CIENTÍFICO	NOME POPULAR	AÇÃO
Allium sativum	Alho	Cólica ao lactente
Cynara scolymus	Alcachofra	Sabor amargo ao leite
Cimicifuga racemosa	Cimicífuga	Irritante do trato digestivo dos lactentes
Maytenus ilicifolia	Espinheira-santa	Redução do leite
Phyllanthus niruri L.	Quebra-pedra	Cólicas e diarreias no lactente
Prunus persica	Pêssego	Redução do leite
Panax ginseng C. A. Mey.	Ginseng	Pode causar androgenização
Rhamnus cathartica L.	Cáscara-sagrada	Cólicas e diarreias no lactente
Rheum officinale Baill.	Ruibarbo	Cólicas e diarreias no lactente
Salvia officinalis	Sálvia	Redução do leite

Fonte: Adaptada de Brasil.[20]

tos do aumento do volume de leite em até 20% (após ingestão de 600 mg do extrato 3 vezes ao dia), ou de dobrar a quantidade (após o consumo do chá), quando comparado a mulheres que não o utilizaram. De forma geral, ele é considerado seguro quando utilizado de forma adequada e por até 3 meses.[25] Apesar de ser uma opção interessante como galactagogo, seu uso não deve ser feito durante a gestação, pois pode causar anomalias congênitas.

- *Foeniculum vulgare* Mill. (Funcho)

O funcho (*Foeniculum vulgare* Mill.) apresenta diversas atividades biológicas interessantes, e age como antioxidante, anti-inflamatório e galactagogo. Seu uso é indicado apenas após o parto, pois durante a gestação é possivelmente teratogênico.[23] É uma espécie nativa do Mediterrâneo utilizada tradicionalmente para o estímulo da produção de leite. Seu uso tem-se demonstrado seguro, porém indica-se sua utilização apenas por algumas semanas. É importante ressaltar que pessoas que possuem alergia à cenoura e ao salsão podem apresentar sensibilidade ao funcho. Além disso, pode ocorrer aumento da motilidade gastrintestinal. São poucos os estudos clínicos disponíveis de sua aplicação como galactagogo.[25]

A similaridade de seu constituinte principal, o anatol, com a dopamina parece estar relacionada com sua atividade galactagoga, pois esse hormônio é responsável pela inibição da prolactina; assim, o anatol compete pelos mesmos receptores, inibindo a ação antissecretória da dopamina. Alguns estudos têm analisado que os agentes farmacológicos responsáveis pela sua ação galactogênica são polímeros do anatol.[26]

FITOTERAPIA APLICADA AO ENVELHECIMENTO

PRINCIPAIS ASPECTOS DO USO DE PLANTAS MEDICINAIS E DE FITOTERÁPICOS NO ENVELHECIMENTO

De forma global, observa-se um aumento da expectativa de vida e, consequentemente, elevação no número de idosos. No Brasil, o número de idosos, ou seja, pessoas com idade igual ou superior a 60 anos, cresceu 18% nos últimos 5 anos, totalizando mais de 30 milhões de pessoas em 2017.[27] Dessa forma, cada vez mais médicos e especialistas se deparam com questões relacionadas à prevenção e à saúde para garantir um envelhecimento saudável.[28] O envelhecimento é um processo natural, e envelhecer com saúde é, com toda a certeza, o desejo da maioria das pessoas, as quais, com o avanço da medicina, buscam melhor qualidade de vida com o objetivo de viver mais e melhor.

No Brasil, frequentemente, os idosos apresentam baixas condições socioeconômicas; em alguns casos, a aposentadoria do idoso é a única renda familiar. Além disso, o grande número de medicamentos e o alto custo de alguns tratamentos são problemas sérios.[15] Nesse contexto, o uso de plantas medicinais e de fitoterápicos nessa população é amplamente difundido e praticado, não só pelo fácil acesso e relativo custo mais baixo, mas também pelo seu uso tradicional. Estudos realizados no Brasil demonstraram que o uso de plantas medicinais e fitoterápicos pelos idosos é alto, com percentuais que variam 60 a 70%.[29,30] Essa prática ocorre como primeira escolha de terapia, antes do começo do tratamento convencional. Além disso, o uso com objetivo de prevenção e promoção da saúde é especialmente relatado em idosos.[31]

Na Tabela 7.6, podemos observar as principais espécies de plantas medicinais utilizadas por idosos. Destaca-se que são principalmente plantas com atividade digestiva e com ação sedativa leve.

Outro fator relatado para fazer uso dessa prática é quando o medicamento alopático não está surtindo o efeito esperado. Já o uso dos medicamentos fitoterápicos é menor quando comparado às plantas medicinais, o que é associado à falta de conhecimentos sobre eles tanto da população quanto dos profissionais de saúde.

Destaca-se que os profissionais da área da saúde que acompanham e trabalham com idosos necessitam de aprimoramento e maior conhecimento sobre o assunto para indicar o uso desses medicamentos com segurança, visto o alto risco de interações medicamentosas e de possíveis intoxicações.[30] Em adição, entre os motivos para o uso

TABELA 7.6
Plantas medicinais comumente utilizadas por idosos

NOME CIENTÍFICO	FAMÍLIA	NOME POPULAR	PARTE UTILIZADA	ALEGAÇÕES TERAPÊUTICAS
Matricaria recutita L., Matricaria chamomilla L.	Asteraceae	Camomila	Flores/folhas	Ansiolítico e sedativo leve, carminativo, dispepsia
Mentha x piperita L.	Lamiaceae	Hortelã	Folhas	Digestivo, antisséptico
Cymbopogon citratus (DC) Stapf	Gramineae	Capim-limão	Folhas	Antiespasmódico, ansiolítico e sedativo suave
Plectranthus barbatus Andrews	Monimiaceae	Boldo-brasileiro	Folhas	Digestivo
Rosmarinus officinalis L.	Laminaceae	Alecrim	Folhas	Distúrbios gástricos e intestinais
Foeniculum vulgare Mill.	Apiaceae	Funcho	Sementes	Antiespasmódico, dispepsia e distúrbios respiratórios
Ruta graveolens L.	Rutaceae	Arruda	Folhas	Carminativo, antiespasmódico
Peumus boldus Molina	Monimiaceae	Boldo-do-chile	Folhas	Distúrbios hepáticos e digestivos
Mikania glomerata Spreng.	Asteraceae	Guaco	Folhas	Broncodilatador, prevenção e tratamento de asma, gripe, bronquite
Lippia alba (Mill.) N. E. Br	Verbenaceae	Erva-cidreira	Folhas	Digestivo e calmante suave

Fonte: Adaptada de Lima e colaboradores,[29] Pereira e colaboradores[32] e Szerwieski e colaboradores.[33]

da fitoterapia relatados no estudo de Welz e colaboradores,[31] destacam-se o descontentamento com o tratamento convencional, as experiências prévias positivas com o uso de plantas medicinais, além do uso tradicional familiar.

Um dado alarmante do estudo de Angelo e Ribeiro[30] é que, apesar de todos os idosos que utilizavam plantas e fitoterápicos relatarem que observaram os efeitos positivos na utilização dessas terapias, todos, sem exceção, acreditavam que não há qualquer efeito negativo associado à prática, o que não é verdade. O fato de as informações sobre essa prática serem disponibilizadas por pesquisa independente ou uso tradicional, em detrimento da prescrição e da indicação por profissionais de saúde, é preocupante, sendo demonstrada em diversos artigos. Há preocupação em relação à automedicação, a possíveis interações e ao uso errôneo, especialmente em idosos, por utilizarem maior número de medicações.[30]

Segundo o estudo realizado por Lima e colaboradores,[29] a principal forma de utilização das plantas medicinais entre os idosos é por via oral (84%), sendo em forma de chá (infusão) em 59% dos casos, seguida pelo uso de extratos (27%). Apesar de, geralmente, a indicação e a prescrição para idosos serem feitas da mesma forma e dose que para adultos, a Anvisa[6] recomenda que, para idosos acima de 70 anos, a dose prescrita de plantas medicinais e fitoterápicos seja a metade da dose utilizada para adultos.

MUDANÇAS FISIOLÓGICAS NO ENVELHECIMENTO

Durante o envelhecimento, ocorrem alterações fisiológicas e anatômicas, como redução da capacidade funcional, alterações do paladar (pouca sensibilidade ao doce e ao salgado), alterações metabólicas e na composição corporal, resultando em aumento do percentual de gordura e redução da musculatura. Entre os fatores relacionados a essas mudanças, destacam-se o sedentarismo e a redução da taxa metabólica basal.[15]

O aumento da expectativa de vida está relacionado com o aumento de doenças crônicas não transmissíveis (DCNTs), provocando também o uso de medicamentos, que interferem nos processos metabólicos como absorção, metabolização e excreção de nutrientes. Alguns tipos de doenças crônicas, como doenças e sequelas neurológicas e problemas articulares, são comuns em idosos e, por causarem dificuldade no manuseio de materiais, podem afetar o estado nutricional, devido ao constrangimento que pode ser causado em momentos corriqueiros, como o manuseio de talheres durante as refeições.[15]

PLANTAS MEDICINAIS NA MODULAÇÃO DA IMUNIDADE E COM ATIVIDADE ANTI-INFLAMATÓRIA

O processo de envelhecimento é um fenômeno complexo durante o qual o organismo passa por inúmeras alterações fisiológicas, afetando sua integridade e permitindo o surgimento de doenças, o que impacta diretamente a saúde e a qualidade de vida dos idosos. O sistema imunológico é um dos que mais sofrem os efeitos desse processo de senescência – ele pode ser afetado por condições como alimentação, estresse, doenças e outros fatores, os quais podem comprometer a funcionalidade do organismo.[34]

Na clínica, a maior parte dos imunoestimulantes apresenta graves efeitos adversos, por isso há o interesse crescente na utilização de plantas medicinais e fitoterápicos com o objetivo de modular o sistema imune (p. ex., na prevenção de infecções). Numerosas doenças podem ser tratadas alternativamente por imunomodulação usando plantas medicinais. A descoberta e o isolamento de agentes imunomoduladores de origem vegetal possuem grande potencial.[35]

Entre as principais classes de compostos fitoquímicos com ação imunomoduladora estão os flavonoides, polissacarídeos, lactonas, alcaloides, terpenoides e glicosídeos. Alguns compostos em especial têm sido amplamente pesquisados para esse fim, como a curcumina, presente na *Curcuma longa* L., que é uma das substâncias mais estudadas para esse fim, devido às suas propriedades imunoestimulantes. Outro composto que merece ser destacado é o resveratrol, encontrado em diversos produtos que contenham uva, o qual apresenta ampla gama de propriedades biológicas, como anti-inflamatória e antioxidante.[35]

A equinácea (*Echinacea purpurea* [L.] Moench) também tem sido utilizada como imunomoduladora e na prevenção e no tratamento de distúrbios respiratórios. O epigalocatequina galato, um dos principais e mais ativos compostos encontrados na *Camellia sinensis* (L.) Kuntze, e a quercetina, encontrada em diversas espécies vegetais, além de produtos como chá, cebola-roxa, brócolis, bagas e maçã, também são considerados imunomoduladores.[35]

Destacam-se tratamentos alternativos à base de plantas medicinais como coadjuvantes no tratamento de doenças inflamatórias. Dessa forma, a correta utilização das plantas medicinais comprovadas cientificamente somada à terapia convencional podem contribuir para a melhora da saúde dos portadores de doenças inflamatórias.[36]

Entre as plantas medicinais com potencial anti-inflamatório, destacam-se algumas espécies nativas do Brasil, como a *Baccharis trimera* (Less.) DC. (carqueja), *Cordia verbenacea* A.DC. (erva-baleeira), *Mikania glomerata* Spreng. (guaco), *Phyllanthus niruri* L. (quebra-pedra) e *Uncaria guianensis* (Aubl.) Kuntze (unha-de-gato).

Na osteoartrite, comum entre os idosos, diversas plantas são indicadas e possuem efeitos benéficos com uso na forma oral, especialmente *Boswellia serrata*, *Curcuma longa* L. (açafrão), *Harpagophytum procumbens* DC. ex Meissn. (garra-do-diabo), *Uncaria guianensis* (Aubl.) Kuntze (unha-de-gato) e *Zingiber officinale* L. (gengibre).

Algumas plantas, como a unha-de-gato (entrecasca) e a garra-do-diabo (raiz), são tradicionalmente utilizadas no Brasil, especialmente para o tratamento de dores articulares (artrite e artrose) e musculares agudas, como agentes anti-inflamatórios.[6] A *B. serrata* (resina), chamada popularmente de boswéllia, também é uma alternativa interessante, pois auxilia no alívio da dor e na melhora da função física, enquanto o gengibre também relaciona-se ao alívio da dor.[37]

FITOTERAPIA APLICADA AO SISTEMA NERVOSO CENTRAL: NEUROPROTETORES

Outro sistema bastante afetado durante o processo de envelhecimento é o sistema nervoso central (SNC). Ter um envelhecimento saudável cerebral é o alvo de muitas pessoas, e problemas de demência e o surgimento de doenças neurodegenerativas (como doença de Parkinson [DP] e doença de Alzheimer [DA]) são grandes problemas de saúde pública ao redor do mundo.

A doença de Alzheimer (DA) e a doença de Parkinson (DP) são os transtornos neurodegenerativos mais comuns, afetando milhões de pessoas. A DA é mais grave, atingindo cerca de 7% da população com 65 anos ou mais. É primariamente um transtorno relacionado à demência, decorrente de deterioração cognitiva progressiva e comprometimento da memória. A DP é uma doença com três principais transtornos do movimento: bradicinesia (lentidão dos movimentos), hipocinesia (redução da amplitude do movimento) e acinesia (ausência de movimentos inconscientes normais), juntamente com rigidez muscular e tremor.[38]

A partir dos 60 anos, grande parte das pessoas terá uma redução nas habilidades cognitivas e de memória e alterações na estrutura cerebral. O envelhecimento acaba gerando o acúmulo de placas amiloides e emaranhados neurofibrilares, além da hiperfosforilação da proteína tau nos neurônios, processos relacionados a doenças neurodegenerativas, especialmente a DA.[30]

A DA é uma doença neurodegenerativa grave, crônica e progressiva associada ao comprometimento da memória e da cognição. É o motivo mais comum de demência em populações idosas, especialmente após os 65 anos de idade. A causa central do desenvolvimento de DA é considerada a formação de espécies reativas de oxigênio (EROs) devido ao estresse oxidativo. O tratamento atual é de apenas alívio sintomático ao oferecer terapia paliativa temporária que diminui a taxa de comprometimento cognitivo associado à DA. A inibição da enzima acetilcolinesterase (AChE) é considerada uma das principais estratégias terapêuticas, porém oferece apenas alívio sintomático.[39]

A modulação do processo de agregação de beta-amiloide (Aβ) proporciona benefícios cognitivos mensuráveis no processo de envelhecimento. Nesse contexto, as plantas podem ser consideradas fábricas químicas que produzem um grande número de diversas substâncias bioativas, muitas das quais têm o potencial de fornecer benefícios neuroprotetores substanciais.[40] Diversos estudos pré-clínicos e clínicos relatam o potencial de diferentes produtos naturais como neuroprotetores, tanto a partir de distintas preparações (extratos, frações) quanto a partir de seus compostos isolados, com redução de características patológicas associadas.[39]

Numerosas ervas apresentam atividade antiamiloidegênica, incluindo algumas ricas em constituintes polifenólicos, como a *Camellia sinensis* (chá-verde), *Curcuma longa* (açafrão) e *Panax ginseng* (ginseng). Algumas espécies, utilizadas como especiarias, também são interessantes, como canela, gengibre, alecrim e sálvia, os quais são comumente usados em combinações e representam compostos naturais terapêuticos altamente promissores contra a DA.[40]

Uma revisão realizada por Dey e colaboradores[39] elucida algumas plantas medicinais promissoras. O extrato de *Allium sativum* L. (alho), por exemplo, demonstrou atividade antiamiloidegênica, anti-inflamatória e protetora contra os emaranhados neurofibrilares, além de diminuir o estresse oxidativo ao reduzir, entre outras, as espécies reativas de oxigênio (EROs). O extrato alcoólico de *Bacopa monnieri* (L.) Wettst. (bacopa) também se mostrou interessante, melhorando a função cognitiva e aumentando neurônios colinérgicos.

Em estudo clínico, o açafrão-verdadeiro (*Crocus sativus* L.) demonstrou ser promissor na modulação da DA quando em estado leve a moderado. Outras espécies também relatadas e promissoras são a *Camellia sinensis* (L.) Kuntze, *Ginkgo biloba* L., *Melissa officinalis* L. e *Panax ginseng* (Burkill). Essas plantas apresentam potencial de modular o estresse oxidativo por diferentes vias, aumentar a memória e o desempenho cognitivo, ou ter ação anticolinesterásica.

É evidente que as plantas medicinais e seus compostos fitoquímicos possuem um grande potencial contra doenças com a patogênese complexa, como é o caso das doenças neurodegenerativas, especialmente DA. Muitos estudos têm atribuído esses benefícios ao sinergismo entre as diferentes classes e compostos presentes nas preparações à base de plantas, utilizadas há muito tempo na medicina tradicional. Dessa forma, o uso de terapias complementares e alternativas, como a fitoterapia, pode ser uma chave para a busca e o desenvolvimento de novos neuroprotetores.[39]

CONSIDERAÇÕES FINAIS

Neste capítulo, foi possível observar as principais alterações e cuidados em relação às fases especiais de vida e que merecem ampla atenção – infância, gestação, lactação e envelhecimento. Na infância, a utilização da fitoterapia ocorre por escolha principalmente dos pais e/ou cuidadores, sendo o uso tradicional muito incentivado, especialmente para sintomas leves relacionados a problemas gástricos, respiratórios e de insônia. É uma fase importante, e deve ser feito o ajuste da dosagem devido aos sistemas ainda imaturos das crianças.

Durante a gestação e a lactação, pode ocorrer uma grande pressão de familiares e amigos sobre diversos assuntos, entre eles o uso de plantas medicinais. Para cada sintoma que a mulher refere, há alguém para indicar uma planta. Todavia, como vimos neste capítulo, de forma geral, o uso de plantas medicinais e de fitoterápicos não é recomendado na gestação devido à falta de estudos científicos de segurança, pois muitas plantas apresentam atividade abortiva, teratogênica e tóxica, podendo causar diversos malefícios à mãe e ao feto em desenvolvimento.

A população idosa está crescendo, e o envelhecimento saudável com qualidade de vida tem sido cada vez mais desejado. A prática da fitoterapia nessa população é muito grande, especialmente no Brasil. Conforme vimos, o uso de infusões é o mais comum. Como os idosos muitas vezes utilizam grande quantidade de medicações em razão do surgimento de distintas patologias, é essencial que o profissional prescritor, no momento da consulta, questione o uso de fitoterápicos com o propósito de evitar possíveis interações medicamentosas e, consequentemente, efeitos indesejáveis.

REFERÊNCIAS

1. Alves AR, Silva MJP. O uso da fitoterapia no cuidado de crianças com até cinco anos em área central e periférica da cidade de São Paulo. Rev Esc Enferm USP. 2003;37(4):85-91.
2. Freire CJ, Barbosa LRS, Costa JG, Santos RGA, Santos AF. Fitoterapia em pediatria: a produção de saberes e práticas na Atenção Básica. Rev Bras Enferm. 2018;71(supl 1):682-90.
3. Santos AA. O uso de fitoterápicos e plantas medicinais no cuidado de crianças: o papel do enfermeiro [monografia]. Campina Grande: Universidade Estadual da Paraíba; 2014.
4. Torres AR, Oliveira RAG, Diniz MFFM, Araújo EC. Estudo sobre o uso de plantas medicinais em crianças hospitalizadas da cidade de João Pessoa: riscos e benefícios. Rev Bras Farmacogn. 2005;15(4)373-80.
5. Anheyer D, Frawley J, Koch AK, Lauche R, Langhorst J, Gustav Dobos, et al. Herbal medicines for gastrointestinal disorders in children and adolescents: a systematic review. 2017;139(6):e20170062
6. Brasil. Ministério da Saúde. Agência Nacional de Vigilância Sanitária. RDC nº 10, de 9 de março de 2010. Brasília: Anvisa; 2010 [capturado em 07 dez. 2019]. Disponível em: http://bvsms.saude.gov.br/bvs/saudelegis/anvisa/2010/res0010_09_03_2010.html.
7. Panizza ST. Como prescrever ou recomendar plantas medicinais. São Luís: Conbrafito; 2010.
8. Marquardt P, Kaft K, Nieber K. Clinical trials with herbal medicinal products in children: a literature analysis. Wien Med Wochenschr. 2015;165(11):236-42.
9. Fashner J, Ericson K, Werner S. Treatment of the common cold in children and adults. Am Fam Physician. 2012;86(2):153-9.
10. Costa EA. Nutrição e fitoterapia: tratamento alternativo através das plantas. 3. ed. Petrópolis: Vozes; 2011.
11. Brasil. Agência Nacional de Vigilância Sanitária. Memento fitoterápico. Brasília: Anvisa; 2016 [capturado em 07 dez. 2019]. Disponível em: http://portal.anvisa.gov.br/documents/33832/2909630/Memento+Fitoterapico/a80ec477-bb36-4ae0-b1d2-e2461217e06b.
12. Cohen HA, Varsano I, Kahan E, Sarrell EM, Uziel Y. Effectiveness of an herbal preparation containing echinacea, propolis, and vitamin c in preventing respiratory tract infections in children: a randomized, double-blind, placebo-controlled, multicenter study. Arch Pediatr Adolesc Med. 2004;158(3):217-21.
13. Cechinel-Zanchett CC. Estudos pré-clínicos e clínicos de espécies vegetais selecionadas de países pertencentes ao Mercosul e aspectos toxicológicos. Infarma. 2017;29(4):284-301.
14. Anheyer D, Lauchea R, Schumanna D, Dobos G, Cramer H. Herbal medicines in children with attention deficit hyperactivity disorder (ADHD): a systematic review. Complement Ther Med. 2017;30:14-23.
15. Vitolo MR. Nutrição: da gestação ao envelhecimento. 2. ed. Rio de Janeiro: Rubio; 2012.
16. Samavati R, Ducza E, Hajagos-Tóth J, Gaspar R. Herbal laxatives and antiemetics in pregnancy. Reprod Toxicol. 2017;72:153-8.
17. Bruno LO, Simões RS, Simões MJ, Girão MJBC, Grundmann O. Pregnancy and herbal medicines: an unnecessary risk for women's health: a narrative review. Phytother Res. 2018;32(5):796-810.
18. Kennedy DA, Lupattelli A, Koren G, Nordend H. Herbal medicine use in pregnancy: results of a multinational study. BMC Complement Altern Med. 2013;13:355.
19. Kennedy DA, Lupattelli A, Koren G, Nordeng H. Safety classification of herbal medicines used in pregnancy in a multinational study. BMC Complement Altern Med. 2016;16:102.
20. Brasil. Resolução SES/RJ nº 1757, de 18 de fevereiro de 2002. Contraindica o uso de plantas medicinais no âmbito do Estado do Rio de janeiro [Internet]. Rioo de Janeiro: SES; 2002 [capturado em 07 dez. 2019]. Disponível em: https://portalarquivos2.saude.gov.br/images/pdf/2019/janeiro/14/resolucao-ses-rj-1757-18-2-2002-contraindica-plantas-medicinais.pdf.
21. Li H, Liy Y, Luo D, Ma Y, Zhang J, Li M, et al. Ginger for health care: an overview of systematic reviews. Complement Ther Med. 2019;45:114-23.
22. Clementi M, Weber-Schöndorfer C. Gastro-intestinal medications, hypolipidemic agents and spasmolytics. In: Schaefer C, Peters P, Miller RK. Drugs during pregnancy and lactation. 3rd ed. Amsterdam: Academic Press; 2015. p. 93-113.
23. Duarte AFS, Martins ALC, Miguel MD, Miguel OG. O uso de plantas medicinais durante a gravidez e amamentação. Visão Acadêmica. 2017;18(4):126-39.
24. Conover E, Buehler BA. Use of herbal agents by breastfeeding women may affect infants. Pediatr Ann. 2004;33(4):235-40.
25. Zapantis A, Steinberg JG, Schilit L. Use of herbals as galactagogues. J Pharm Pract. 2012;25(2) 222-31.

26. Badgujar SB, Patel VV, Bandivdekar AH. Foeniculum vulgare Mill: a review of its botany, phytochemistry, pharmacology, contemporary application, and toxicology. Biomed Res Int. 2014;2014:842674.

27. Paradella R. Número de idosos cresce 18% em 5 anos e ultrapassa 30 milhões em 2017 [Internet]. Rio de Janeiro: IBGE; 2018 [capturado em 07 dez. 2019]. Disponível em: https://agenciadenoticias.ibge.gov.br/agencia-noticias/2012-agencia-de-noticias/noticias/20980-numero-de-idosos-cresce-18-em-5-anos-e-ultrapassa-30-milhoes-em-2017.

28. Sociedade Brasileira de Endocrinologia e Metabologia. Hormônios bioidênticos [Internet]. Rio de Janeiro: SBEM; 2010 [capturado em 07 dez. 2019]. Disponível em: https://www.endocrino.org.br/hormonios-bioidenticos/.

29. Lima, CMS, Fujishima MAT, Santos BEF, Lima BP, Mastroianni PC, Sousa FFO, Silva JO. Phytopharmacovigilance in the elderly: highlights from the brazilian Amazon. Evid Based Complement Alternat Med. 2019;2019:9391602.

30. Angelo T, Ribeiro CC. Utilização de plantas medicinais e medicamentos fitoterápicos por idosos. Ciência e Desenvolvimento. 2014;7(1):18-31.

31. Welz AN, Emberger-Klein A, Menrad K. Why people use herbal medicine: insights from a focus-group study in Germany. BMC Complement Altern Med. 2018;18(1):92.

32. Pereira ARA, Velho APM, Cortez DAG, Szerwieski LLD, Cortez LER. Traditional use of medicinal plants by elderly. Rev Rene. 2016;17(3):427-34.

33. Szerwieski LLD, Cortez DAG, Bennemann RM, Silva ES, Cortez LER. Use of medicinal plants by primary care elderly. Rev Eletr Enf. 2017:1-11.

34. Tonet AC, Nóbrega OT. Imunossenescência: a relação entre leucócitos, citocinas e doenças crônicas. Rev Bras Geriatr Gerontol. 2008;11(2):259-73.

35. Jantan I, Ahmad W, Bukhari SNA. Plant-derived immunomodulators: an insight on their preclinical evaluation and clinical trials. Front Plant Sci. 2015;6:655.

36. Marmitt DJ, Rempel C, Goettert MI, Silva AC. Plantas medicinais da RENISUS com potencial anti-inflamatório: revisão sistemática em três bases de dados científicas. Revista Fitos. 2015;9(2):73-159.

37. Del Grossi Moura M, Lopes LC, Biavatti MW, Kennedy SA, Oliveira e Silva MC, Silva MT, et al. Oral herbal medicines marketed in Brazil for the treatment of osteoarthritis: a systematic review and meta-analysis. Phytother Res. 2017;31(11):1676-85.

38. Dinda B, Dinda M, Kulsi G, Chakraborty A, Dinda S. Therapeutic potentials of plant iridoids in Alzheimer's and Parkinson's diseases: a review. Biotechnol Adv. 2017;35(2):178-216.

39. Dey A, Bhattacharya R, Mukherjee A, Pandey DK. Natural products against Alzheimer's disease: pharmacotherapeutics and biotechnological interventions. Eur J Med Chem. 2019;169:185-99.

40. Hügel HM. Brain food for Alzheimer-free ageing: focus on herbal medicines. Adv Exp Med Biol. 2015;863:95-116.

8

FITOTERAPIA E NUTRACÊUTICOS NA SAÚDE DA MULHER E DO HOMEM:

DISTÚRBIOS ENDÓCRINOS

> Neste capítulo, serão abordados os principais fitoterápicos e nutracêuticos indicados para a saúde da mulher e do homem no tratamento de infertilidade, libido, síndrome pré-menstrual, climatério e distúrbio da próstata.

INFERTILIDADE

CONCEITO E PANORAMA ATUAL

De acordo com a Organização Mundial da Saúde,[1] a infertilidade é um distúrbio do sistema reprodutor caracterizado pela incapacidade de um casal obter a gravidez clínica após 12 meses ou mais de relações sexuais regulares desprotegidas. Estima-se que a infertilidade atinja cerca de 10% das mulheres no mundo.

O número absoluto de casais afetados pela infertilidade aumentou de 42 milhões em 1990 para cerca de 48,5 milhões em 2010, sendo quase metade desses casos devido à infertilidade masculina.[2]

FATORES ASSOCIADOS

Diversos fatores podem ser relacionados à infertilidade feminina, sendo os mais comuns os distúrbios ovulatórios, infertilidade tubária, endometriose e infertilidade inexplicada.[3] A idade da mulher também é importante, pois, especialmente a partir dos 30 anos, as chances de engravidar diminuem e os riscos são maiores, principalmente aqueles relacionados ao desenvolvimento de diabetes e hipertensão.[4]

A obesidade é outro fator que tem sido associado à infertilidade, ao aumento do risco de aborto espontâneo e a outras complicações gestacionais. É um problema de saúde pública que vem crescendo e, assim, provavelmente ocasiona um aumento de efeitos adversos reprodutivos. No Brasil, cerca de 20% da população está obesa, ou seja, com índice de massa corporal (IMC) igual ou maior que 30 kg/m², e 54% está com excesso de peso (IMC ≥ 25 kg/m²).[5,6] Além disso, fatores sociais, como a ascensão feminina na carreira profissional, têm sido relacionados à menor fertilidade e ao maior espaço entre as gestações.[7]

Já nos homens, as causas de infertilidade são numerosas e podem incluir desequilíbrios hormonais, infecções e/ou disfunção sexual. Contudo, a redução da função espermática é a causa mais comum de infertilidade. Obesidade, processo inflamatório, poluição e tabagismo também são fatores que afetam negativamente a espermatogênese. Cerca de 40 a 50% dos casos são idiopáticos, e embora infecções e varicoceles sejam potencialmente tratáveis, acredita-se que essas condições causem um aumento no estresse oxidativo, o que pode ser a base molecular para a infertilidade.[8]

- Estresse oxidativo

O estresse oxidativo possui um papel fundamental na patogênese da infertilidade em ambos os sexos. Os efeitos adversos na qualidade e nas funções do esperma são bem documentados. Nas mulheres, esse desequilíbrio entre pró-oxidantes e antioxidantes pode levar a uma série de doenças reprodutivas, como endometriose, síndrome dos ovários policísticos (SOP) e infertilidade inexplicada. Além disso, podem ocorrer complicações na gravidez, como aborto espontâneo, perda recorrente da gravidez e pré-eclâmpsia.[9]

Em países ocidentais, observa-se o aumento da piora da qualidade do esperma e da fertilidade masculina, assim como da piora da fertilidade feminina. Defeitos sutis nas funções reprodutivas não podem ser explicados pelos métodos atuais, e a "infertilidade inexplicada" está tornando-se um diagnóstico comum. Fatores importantes que devem ser considerados são o estilo de vida pouco saudável e danos ambientais que são cada vez mais presentes no nosso dia a dia.[10] Sugere-se que a qualidade do sêmen é influenciada por fatores ambientais e pelo estilo de vida,[8] pois, por exemplo, observou-se que nos últimos 50 anos a concentração do esperma de homens europeus reduziu em 32%.

Extremos de peso corporal, fatores de estilo de vida (como tabagismo, uso de álcool e uso de drogas recreativas) podem promover excesso de produção de radicais livres, o que poderia afetar a fertilidade. As exposições a poluentes ambientais são cada vez mais preocupantes, pois também se descobriu que desencadeiam estados oxidativos, possivelmente contribuindo para a infertilidade feminina.[9]

Os espermatozoides são células altamente especializadas que são reguladas por "mecanismos redox" durante a sua circulação epididimal para adquirir capacidade de fertilização. Em níveis fisiológicos, a produção de espécies reativas de oxigênio (EROs) auxilia o espermatozoide a adquirir sua capacidade de fertilidade, porém, em altas concentrações, afeta a função do espermatozoide, levando à infertilidade.[11] Homens inférteis apresentam um aumento das EROs no trato reprodutivo, o que gera dano no DNA dos espermatozoides e menores taxas de fertilidade e gravidez.[12]

Além do estresse oxidativo, o excesso de elementos-traços está associado com a piora da qualidade do esperma.[13] Efeitos do estresse no desempenho reprodutivo masculino e feminino foram cientificamente comprovados em 1976, e a suplementação com antioxidantes contra compostos reativos de oxigênio e a administração de vitaminas e oligoelementos, especialmente quando há deficiência, são relevantes, pois podem ajudar antes de haver intervenção médica de maneira racional e econômica na luta contra a infertilidade.[8]

PRINCIPAIS PLANTAS MEDICINAIS E NUTRACÊUTICOS APLICADOS À FERTILIDADE

A incapacidade de conceber é um dos assuntos mais complexos na medicina, e pode causar estresse pessoal e psicológico, sobrecarregar a relação conjugal e diminuir a qualidade de vida. Além do fator de estresse envolvido, vários tratamentos de infertilidade e técnicas reprodutivas assistidas são caras e não oferecem altos índices de sucesso, pois estes variam apenas de 10 a 30%. Nesse contexto, métodos alternativos de tratamento, como o uso de plantas medicinais, são uma das opções.[8,14]

A Tabela 8.1 apresenta as principais plantas medicinais utilizadas para a melhora da fertilidade.

- Antioxidantes

A suplementação com antioxidantes continua a ser explorada como uma estratégia potencial para superar os distúrbios reprodutivos associados à infertilidade. No entanto, grande parte das investigações realizadas até o momento foi por meio de estudos em animais ou *in vitro*.[9] Apesar de muitos estudos serem realizados sobre infertilidade masculina, as evidências sobre a influência da nutrição na qualidade do sêmen ainda são limitadas. Entre 30 a 80% dos casos de infertilidade são causados por estresse oxidativo e pela diminuição do nível de capacidade antioxidante total seminal.[15] O consumo de antioxidantes está relacionado com aumento nas taxas de gravidez bem-sucedida e à melhora de 4,85 vezes nas taxas de sucesso na gravidez consequente de reprodução assistida.[16]

TABELA 8.1
Principais plantas medicinais utilizadas para melhora da fertilidade

NOME CIENTÍFICO	FAMÍLIA	NOME POPULAR	PARTE UTILIZADA	PRINCIPAIS CONSTITUINTES	AÇÃO TERAPÊUTICA
Apium graveolens L.	Apiaceae	Aipo, salsão	Sementes	Apigenina	Ação protetora contra metais pesados e ftalatos, melhora da espermatogênese, aumento do número de espermatozoides
Nigella sativa L.	Ranunculacea	Cominho-negro	Sementes	Timoquinona	Melhora da quantidade, da motilidade e da morfologia dos espermatozoides
Lycium barbarum L.	Solanaceae	Goji berry	Fruto	Polissacarídeos	Proteção dos testículos, melhora da função reprodutiva e da modulação hormonal, melhora na qualidade e na quantidade espermática
Vitis vinifera L.	Vitaceae	Uva	Sementes, bagaço	Resveratrol	Modulação do estresse oxidativo, melhora da qualidade, da motilidade e da integridade acrossomal dos espermatozoides
Panax ginseng C. A. Mey	Araliaceae	Ginseng-coreano	Raiz	Ginsenosídeos	Melhora da função testicular, da espermatogênese, da motilidade, da qualidade e da morfologia espermática

Essas substâncias agem na redução da quantidade de EROs, incluindo radicais hidroxila e ânions superóxido e peróxido de hidrogênio. Quando há um desequilíbrio de EROs, pode haver aumento no dano estrutural do DNA do esperma. Entre os antioxidantes estudados para esse fim, estão a vitamina D, vitamina E, vitamina C, carotenoides, selênio, zinco, ácido fólico, carnitina, N-acetilcisteína, glutationa e coenzima Q10.[16] A suplementação com antioxidantes tem efeitos benéficos sobre o número, a motilidade, a morfologia e a integridade do DNA do esperma.[15]

A deficiência de vitamina D tem sido associada com a infertilidade em ambos os sexos. Nas mulheres, há uma relação com a SOP; nos homens, com o hipogonadismo.[17] A suplementação (50.000 UI/por semana) por 8 meses resultou em melhora do perfil metabólico em pacientes com SOP candidatas à fertilização *in vitro*.[18] Pacientes com endometriose apresentam quase duas vezes mais chances de serem inférteis, e o papel da vitamina D, especialmente relacionada ao seu potencial antiproliferativo e anti-inflamatório, tem gerado interesse no tratamento da endometriose, visto que as vias de sinalização relacionadas ao receptor da vitamina D, que é expresso nos ovários, no endométrio e no miométrio, parecem estar desreguladas em condições patológicas.[3,18] Há fortes evidências da importância da vitamina D na saúde reprodutiva, sendo um elemento coadjuvante no tratamento da infertilidade feminina, especialmente na melhora de parâmetros metabólicos e hormonais de pacientes com SOP e endometriose.[19]

Nos homens, a vitamina D parece modular as funções testiculares, incluindo a produção de hormônios e a espermatogênese, por meio de ações genômicas e não genômicas e, particularmente, melhorar a qualidade do sêmen, revigorando a motilidade dos espermatozoides por meio da modulação não genômica da homeostase do cálcio intracelular e a ativação de vias moleculares envolvidas na motilidade, na capacitação e na reação do acrossomo.[20]

Ressalta-se que é importante a identificação e a correção quando há deficiência de vitamina D por meio de exposição à luz solar ou suplementação, principalmente em pacientes que buscam assistência quanto a problemas de fertilidade ou no início da gravidez. Os dados apontam para efeitos protetores significativos da vitamina D durante a gestação quando o nível sérico é maior que 30 ng/mL antes da gravidez e durante o primeiro trimestre.[21]

- *Apium graveolens* L. (Salsão)

A. graveolens, conhecido popularmente como aipo ou salsão, é uma espécie utilizada na medicina tradicional para o tratamento de diversos distúrbios, entre eles, impotência e melhora da fertilidade.[22] Contudo, os estudos científicos ainda são escassos e realizados em animais. A administração do extrato alcoólico de aipo nas doses de 100 e 200 mg/kg melhorou os efeitos destrutivos do propilenoglicol nos testículos e nas células sexuais de ratos, provavelmente por ter alto potencial antioxidante devido aos flavonoides (apigenina), que têm capacidade de impactar o eixo hipotálamo-hipófise-testicular e, portanto, aumentam a contagem de espermatozoides e a fertilidade.[23] Além disso, parece proteger a estrutura testicular e a espermatogênese diante da toxicidade de substâncias como o valproato de sódio, que possui efeitos extremamente tóxicos nos testículos, e o dietil ftalato, por meio da modulação do estresse oxidativo.[14] O dietil ftalato é considerado o mais abundante ftalato, e é um intoxicante relacionado com a infertilidade. Madkour[24] avaliou o efeito do óleo de aipo na toxicidade testicular induzida por bis (2-etil-hexil) ftalato, na dose de 200 mg/kg. A administração de óleo de aipo preveniu parcialmente a diminuição dos pesos corporais e testiculares e aumentou a contagem de espermatozoides no epidídimo e os níveis séricos de hormônios, além de modular a atividade de SOD, GPx e CAT em ratos.

Hardani e colaboradores[22] avaliaram os efeitos do extrato aquoso de *A. graveolens* L. em diferentes doses (100 e 200 mg/kg, por 30 dias) em ratos, e observaram melhora da espermatogênese, com aumento do número de espermatogônias, espermatócitos e espermatozoides, bem como no volume dos testículos. Essa atividade foi relacionada com os flavonoides presentes no aipo, especialmente a apigenina. A dose de 100 mg/kg do extrato não apresentou efeitos tóxicos e abortivos em animais. Os compostos presentes no aipo também apresentaram atividade anti-inflamatória *in vitro* contra a produção de óxido nítrico induzida por LPS em macrófagos RAW 264.7.[25]

- *Nigella sativa* L. (Cominho-negro)

Nigella sativa L. (cominho-negro) é uma planta da família Ranunculacea, nativa do sudoeste da Ásia. É amplamente utilizada na culinária com fins medicinais, sendo relacionada às atividades anti-inflamatória, hepatoprotetora, gastro e neuroprotetora, além de moduladora do sistema reprodutor. Seus efeitos farmacológicos são atribuídos principalmente à timoquinona, presente no óleo das sementes.[14]

Além da timoquinona, proteínas, alcaloides, saponinas e óleo essencial também fazem parte da composição do óleo da semente de *N. sativa* L.[26] A melhora da fertilidade dessa espécie está relacionada à timoquinona em razão do aumento do número de espermatozoides saudáveis e do impedimento de anomalias espermáticas.[27]

Assi e colaboradores[28] demonstraram os efeitos preventivos da administração de *N. sativa* L. contra alterações em hormônios reprodutivos, parâmetros espermáticos e histologia gonadal causada por acetato de chumbo em ratos.

Um estudo clínico, realizado com homens inférteis, avaliou o efeito do óleo da semente de *N. sativa* L. (2,5 mL, 2 vezes ao dia por 60 dias). Como resultado, houve melhora na contagem de esperma, motilidade e morfologia, volume de sêmen e pH, sem efeitos colaterais.[29] Ainda, o extrato alcoólico da semente de *N. sativa* em doses elevadas (200 e 400 mg/kg) melhorou o potencial fértil, os níveis plasmáticos de hormônio luteinizante e a testosterona em ratos machos.[30]

- **Lycium barbarum L. (Goji berry)**

Lycium barbarum L. (Solanaceae), popularmente conhecida como *goji berry*, é uma espécie utilizada na medicina chinesa com amplo uso medicinal, é afrodisíaca e trata a infertilidade.[31] Além disso, apresenta potencial promissor no tratamento de esteatose hepática, dislipidemias, diabetes, disfunção imunológica, neuroproteção e câncer.

Os polissacarídeos presentes no fruto de *goji berry* apresentaram efeitos protetores nos testículos diante do dano causado por altas temperaturas e peróxido de hidrogênio, melhora do desempenho copulatório e da função reprodutiva, encurtamento e aumento da latência da ereção do pênis, secreção regulada de hormônios sexuais e elevação dos níveis hormonais, aumento dos pesos dos órgãos sexuais e melhora na qualidade e quantidade espermáticas.[31]

Luo e colaboradores[32] observaram que os polissacarídeos presentes no *goji berry* aumentaram a motilidade e a quantidade de espermatozoides, aprimoraram a habilidade sexual dos animais, modularam as concentrações plasmáticas de testosterona, o aumento de superóxido dismutase, a regulação do balanço oxidativo e a proteção dos danos do DNA no testículo. Em ratos diabéticos, também foram observados efeitos moduladores em relação à disfunção espermática, comum em pacientes diabéticos, por meio da modulação do estresse oxidativo.[33] Em estudo mais recente, Ren e colaboradores[34] observaram melhora da motilidade espermática, da atividade mitocondrial e da integridade da membrana e do acrossomo, além de maiores concentrações de SOD, GSH-Px e CAT.

- **Vitis vinifera L. (Uva)**

Vitis vinifera L. é uma espécie proveniente da região Mediterrânea, na Europa Central, utilizada mundialmente na medicina tradicional. Estudos pré-clínicos têm demonstrado o potencial dessa espécie na prevenção e no tratamento da infertilidade, porém, apesar de ser amplamente consumida e indicada por seu potencial biológico, não há estudos clínicos para esse fim.

O extrato do bagaço de uva (*V. vinifera* L.) possui alto potencial antioxidante por meio da supressão da peroxidação lipídica e fornece proteção em termos de motilidade e integridade acrossomal dos espermatozoides, que estão correlacionados com a fertilidade *in vivo*.[35] O uso do suco de uva em longo prazo demonstra-se uma alternativa terapêutica promissora contra danos causados por intoxicação química reprodutiva e por temperatura, preservando diversos parâmetros, como estrutura, velocidade e quantidade de espermatozoides.[36]

Os efeitos promissores da *V. vinifera* L. na melhora da fertilidade podem estar associados à presença do transresveratrol. Um estudo realizado por Juan e colaboradores[37] em ratos que receberam o transresveratrol por via oral (20 mg/kg) demonstrou aumento da produção de espermatozoides ao estimular o eixo hipotalâmico-hipofisário-gonadal, sem induzir efeitos adversos. O bagaço do vinho também é uma ótima fonte de antioxidantes e demonstrou modular o estresse oxidativo e melhorar a qualidade do esperma de carneiros.[38]

Lamas e colaboradores[36] observaram que o consumo do suco de uva (*V. vinifera* L.) concentrado (2 g/kg por dia) preveniu a disfunção espermatogênica promovida pelo cádmio em animais, sendo uma potencial forma de terapia contra a infertilidade masculina. O cádmio é um metal pesado considerado tóxico, especialmente nos testículos, e grande parte da população tem sido exposta de forma crônica por meio da inalação, da água e dos alimentos.

- *Panax ginseng* C. A. Mey (Ginseng-coreano)

Panax ginseng C. A. Mey, conhecido como ginseng-coreano, da família Araliaceae, é uma planta medicinal tradicional proveniente da medicina chinesa utilizada há mais de 5 mil anos para diversos fins terapêuticos e amplamente estudada,[39] sendo os efeitos adversos bem raros. Os ginsenosídeos são os principais constituintes químicos presentes nessa espécie. Ela é utilizada principalmente para melhora de disposição física e mental e aumento do bem-estar em geral (especialmente aliada ao combate da fadiga), sendo chamada de adaptógena.[40]

Estudos têm demonstrado seu papel no combate à infertilidade. Um estudo clínico com homens inférteis que receberam 1,5 g por kg/peso por 12 semanas relatou o aumento na concentração de esperma, modulação da motilidade e morfologia ao final do estudo, sem mudanças nas concentrações dos hormônios testosterona, luteinizante e folículo-estimulante. Também foi relatado que a incidência de efeitos adversos foi baixa e não associada ao tratamento administrado.[41]

Diversos estudos *in vitro* e *in vivo* têm demonstrado o potencial do ginseng na melhora da espermatogênese, na qualidade do sêmen e na mobilidade espermática. Seu papel nas disfunções sexuais parece estar relacionado à disfunção erétil, possivelmente por meio da modulação da regulação humoral ou da liberação de óxido nítrico endotelial. Contudo, o mecanismo exato pelo qual o ginseng exerce esses efeitos ainda não foi totalmente identificado.[42]

- Outras espécies utilizadas para melhora da fertilidade

Outras plantas também são tradicionalmente utilizadas para o tratamento da infertilidade, porém ainda é necessário determinar sua eficácia e seu mecanismo de ação. Entre elas, podemos destacar a *Mucuna pruriens* (L.) DC. (mucuna), *Withania somnifera* (L.) Dunal (ashwagandha) e *Crocus sativus* L. (açafrão-verdadeiro).[8] A mucuna e a ashwagandha aumentam as concentrações de testosterona e modulam os parâmetros espermáticos.[43]

Plantas do gênero *Tribulus*, em especial o *Tribulus terrestris* L., são conhecidas e utilizadas tradicionalmente para melhora de níveis de hormônios sexuais e qualidade do sêmen. Um estudo com homens inférteis que receberam o extrato seco de 250 mg demonstrou melhora da concentração espermática e da motilidade. Protodioscina é uma saponina esteroidal relacionada à atividade desse gênero, e age nas células de Sertoli, na proliferação de células germinativas e no crescimento de túbulos seminíferos. Também é relatado na literatura que ela converte a testosterona em di-hidrotestosterona.[44]

Evidências moderadas indicam que as espécies *Eurycoma longifolia* Jack (Long Jack) e *Trigonella foenum-graecum* L. (feno-grego) aumentam os níveis de testosterona total e melhoram parâmetros seminais.[43]

DISFUNÇÕES SEXUAIS

- Principais plantas medicinais utilizadas nas disfunções sexuais

As disfunções sexuais, principalmente a falta de libido, são um problema muito comum encontrado na prática clínica, especialmente em mulheres, e independem da idade. Contudo, apesar da frequência e do grande impacto na vida das pacientes, muitas vezes é um problema subdiagnosticado e não tratado.[45] A avaliação clínica da baixa libido deve incluir um histórico minucioso, e, quando necessário, a terapia hormonal pode ser avaliada e considerada pelo médico, e exige um acompanhamento e monitoramento detalhado e contínuo.

Mudanças hormonais podem impactar de forma direta ou indireta uma série de fatores e estão relacionadas com o aparecimento de disfunções sexuais, causando alterações nos níveis hormonais e/ou psicológicas. É importante ressaltar que os hormônios, especialmente estrogênio, testosterona, progesterona e prolactina, são apenas um dos componentes que contribuem para a saúde sexual das mulheres.[46]

Os fatores psicossociais são muito relevantes em mulheres com baixo desejo sexual. Destaca-se que a disfunção sexual é um assunto complexo que deve ser abordado por uma equipe multidisciplinar, muitas vezes incluindo médico, nutricionista e psicólogo. Nos homens, disfunção erétil, baixa libido, baixa concentração de testosterona e problemas ejaculatórios estão entre as principais disfunções sexuais encontradas, e podem afetar inclusive a fertilidade.[47]

O uso de plantas ou de produtos à base de plantas para estimular e melhorar o desempenho sexual é muito antigo e comum em diversas culturas. Essas espécies têm sido utilizadas para melhora da libido, disfunção erétil, vasodilatação, aumento de testosterona e estímulo do eixo hipofisário-gonadal. Porém, os estudos clínicos e de segurança ainda são escassos. Entre as principais espécies utilizadas para essa finalidade, podem-se destacar *Lepidium meyenii* Walp. (maca-peruana), *Withania somnifera* (L.) Dunal (ashwaganda), *Tribulus terrestris* (tribulus) e *Mucuna pruriens* Linn (mucuna).[48]

A Tabela 8.2 mostra as principais plantas medicinais utilizadas na modulação das disfunções sexuais.

- *Lepidium meyenii* Walp. (Maca-peruana)

Lepidium meyenii Walp. (maca-peruana) é uma espécie cultivada a 4 mil metros de altitude nos Andes peruanos, e contém hipocótilos, ou seja, pequenas raízes que crescem durante seu desenvolvimento e que são utilizadas como alimento e na medicina tradicional há séculos.[49] Seus princípios ativos são macaridina, macamida, macaeno, glucosinolatos, além dos aminoácidos valina e isoleucina, cálcio e magnésio.

A maca-peruana é uma espécie amplamente utilizada para melhora da fertilidade e devido aos seus efeitos afrodisíacos. Estudos pré-clínicos com diferentes tipos de preparações de extratos demonstraram seu efeito na melhora do desempenho sexual, no número de copulações e no menor período de latência em animais com disfunção erétil. Em humanos, a maca demonstrou melhora da fertilidade em ambos os sexos, mas seu efeito estimulador da libido não foi relacionado com mudanças na hipófise e níveis hormonais. O consumo da maca parece estar relacionado à estimulação da formação de óxido nítrico pela via L-arginina. O extrato aquoso de maca é considerado seguro até 5 g/kg. Seus efeitos reprodutivos foram observados na dose de 0,1 g/kg.[48]

Um estudo clínico realizado por Zenico e colaboradores[50] com homens brancos com disfunção erétil, os quais receberam o extrato das raízes de maca (2.400 mg) por 12 semanas, apresentou os efeitos sutis, porém significativos, na melhora da percepção subjetiva de bem-estar geral e sexual desses pacientes. O uso de até 3 g de maca por dia tem demonstrado ser bem aceito e seguro.[49]

- *Withania somnifera* (L.) Dunal
  (Ashwagandha ou ginseng-indiano)

Withania somnifera (L.) Dunal é utilizada por suas propriedades anabólicas, antidepressivas, anti-inflamatórias, antiestresse, neuroprotetoras, entre outras. O principal grupo fitoquímico presente são os esteroides vitanolidos encontrados em suas raízes, folhas e frutos.[51]

A ashwagandha é uma espécie utilizada na medicina ayurvédica como adaptógena, tônica e afrodisíaca. Usa-se o extrato de suas raízes para melhora da libido e do desempenho sexual, além da disfunção erétil. Também é indicada para melhora da fertilidade induzida por estresse e para o aumento da espermatogênese. Em homens inférteis, o pó das raízes na dose de 5 g/dia por 12 semanas demonstrou melhora de diversos parâmetros relacionados à fertilidade, como aumento de testosterona e hormônio luteinizante (LH, do inglês *luteinizing hormone*).[48] A ingestão oral de suas raízes é associada a uma melhor inibição da peroxidação lipídica, da contagem de espermatozoides e da motilidade, além de a uma regulação dos níveis de hormônios reprodu-

TABELA 8.2
Principais plantas medicinais utilizadas na modulação das disfunções sexuais

NOME CIENTÍFICO	FAMÍLIA	NOME POPULAR	PARTE UTILIZADA	PRINCIPAIS CONSTITUINTES	AÇÃO TERAPÊUTICA
Lepidium meyenii Walp.	Brassicaceae	Maca-peruana	Raiz	Macaridina, macamida, macaeno, glucosinolatos	Melhora da libido e do desempenho sexual
Withania somnifera (L.) Dunal	Solanaceae	Ashwagandha ou ginseng-indiano	Raiz	Vitanolídos	Melhora da libido, do desempenho sexual e da disfunção erétil
Tribulus terrestris L.	Zygophyllaceae	Tribulus	Frutos e raiz	Saponinas e flavonoides	Melhora da libido e lubrificação; modulação hormonal
Mucuna pruriens (L.) DC.	Leguminosae	Mucuna	Sementes	Levodopa	Modulação hormonal e do estresse oxidativo, melhora de parâmetros seminais

tivos; no entanto, os mecanismos moleculares desses efeitos ainda não foram bem estabelecidos.[8]

Um estudo clínico avaliou os efeitos do extrato seco padronizado de W. somnifera contendo 21 mg de vitanolidos por 8 semanas.[52] O objetivo foi observar os efeitos na fadiga, no vigor e na modulação hormonal em homens com sobrepeso entre 40 a 70 anos. O consumo do extrato foi associado com o aumento de 18% na concentração de sulfato de desidroepiandrosterona (DHEA-S) e de 14,7% nos níveis de testosterona, mas não houve diferença nos outros parâmetros avaliados.

- *Tribulus terrestris* (Tribulus)

Tribulus terrestris (Zygophyllaceae), conhecido como tribulus, é uma planta distribuída mundialmente, utilizada desde a antiguidade como estimulante, afrodisíaco e na melhora do desempenho sexual, especialmente na medicina chinesa e indiana. Seu uso está relacionado ao aumento das concentrações séricas de testosterona, LH, DHEA e DHEA-S. Seu potencial afrodisíaco tem sido associado à sua habilidade de aumentar a liberação de óxido nítrico.[48] As saponinas esteroidais e os flavonoides são os principais constituintes químicos associados às suas propriedades farmacológicas.[25]

A suplementação de 250 mg de extrato seco de *T. terrestris* por 90 dias aumentou o desejo sexual e os níveis de DHEA em mulheres de forma segura e efetiva. O único efeito adverso relatado foi relacionado à irritação da mucosa gástrica e ao refluxo gastresofágico.[53] Um estudo realizado com mulheres com baixa libido, que receberam 7,5 mL de uma calda contendo o extrato etanólico das folhas de tribulus, demonstrou melhorar o desejo sexual de forma efetiva e segura.[54] Em mulheres no período pós-menopausa, os efeitos do tribulus (750 mg do extrato seco por dia, por 120 dias) no desejo sexual, na lubrificação e na anorgasmia também foram observados e associados ao aumento dos níveis de testosterona livre e biodisponível.[55] Já em mulheres no período pré-menopausa foram observadas melhoras da libido, da satisfação sexual, da lubrificação, do orgasmo e da dor no ato sexual. Além disso, os níveis de testosterona livre e biodisponível aumentaram, de forma segura.[56]

Embora ainda existam muitos questionamentos sobre o mecanismo de ação do tribulus relacionado a uma resposta sexual mais satisfatória, há evidências emergentes de estudos de que ele pode melhorar a disfunção erétil e o desejo sexual em homens, assim como o desejo sexual, a excitação e o orgasmo em mulheres.[57]

- *Mucuna pruriens* L. (Mucuna)

A mucuna é uma espécie muito comum na medicina tradicional indiana e ayurvédica. Estudos clínicos relatam que suas sementes exercem efeito sobre a espermatogênese, a função sexual, a libido e sobre diversos parâmetros relacionados à fertilidade, como aumento do número de espermatozoides e motilidade, entre outros. Ela também exerce aumento de testosterona, LH, dopamina, adrenalina e noradrenalina. Modula o estresse oxidativo relacionado à infertilidade por meio do aumento da glutationa e da superóxido dismutase e da diminuição da peroxidação lipídica.[48,58] *Mucuna pruriens* L. é a principal fonte natural da levodopa (encontrada em suas sementes), um precursor de dopamina amplamente utilizado na clínica para o tratamento de doenças neurodegenerativas, especialmente a doença de Parkinson.[59] Evidências científicas sugerem o uso da mucuna (até 5.000 mg por dia) como uma alternativa fitoterápica para melhores concentrações de testosterona e parâmetros seminais.[43]

Outras espécies têm sido indicadas para o tratamento da baixa libido em mulheres, especialmente no climatério – por exemplo, dong quai (*Angelica sinensis* [Oliv.] Diels); cimicífuga (*Cimicifuga racemosa* [L.] Nutt.); ginkgo (*Ginkgo biloba* L.); lúpulo (*Humulus lupulus* L.); trevo-vermelho (*Trifolium pratense* L.); e vitex (*Vitex agnus-castus* L.). Porém, apesar de alguns estudos indicarem sua possível utilização como método complementar, ainda há escassez de evidências clínicas sobre sua eficácia e segurança.[60] Como alternativas na melhora da libido, destacam-se também o gengibre (*Zingiber officinale* Roscoe) e a canela (*Cinnamomum verum* [L.] Presl.).[61] Entre os fitoterápicos mais comercializados com apelo voltado à saúde sexual dos homens, destacam-se as espécies do gênero *Epimedium*, o feno-grego (*Trigonella foenum-graecum* L.) e o ginkgo (*Ginkgo biloba* L.).[62]

SAÚDE DA MULHER: ASPECTOS GERAIS

É notável que as mulheres venham assumindo diversos papéis tanto no âmbito familiar quanto na sociedade. Porém, a atenção pessoal e os cuidados de saúde devem ser adequados. O aspecto endocrinológico nas mulheres é importante, pois as mudanças hormonais modulam uma série de fatores nas diferentes fases da vida.[46] Dessa forma, discutiremos os principais fitoterápicos e nutracêuticos que podem auxiliar na síndrome pré-menstrual e no climatério.

SÍNDROME PRÉ-MENSTRUAL

A síndrome pré-menstrual é comum em mulheres em período reprodutivo, e sua caracterização engloba sintomas tanto físicos quanto emocionais que afetam as mulheres de forma cíclica durante a fase lútea do ciclo menstrual. São diversas as formas de manifestação, como fadiga, cefaleia, mastalgia, depressão, labilidade emocional e distensão abdominal.

Em geral, os sintomas são leves, mas em algumas mulheres eles podem ser graves o suficiente para afetar as atividades diárias. Cerca de 5 a 8% das mulheres sofrem de síndrome pré-menstrual (SPM) grave. Mudanças de humor e sintomas comportamentais, como irritabilidade, tensão, humor depressivo, choro e alterações de humor, estão presentes, e as queixas somáticas, como aumento da sensibilidade mamária e inchaço, também podem ser problemáticas.[63]

Nos casos graves, duas causas foram estabelecidas por Yonkers, O'Brien e Eriksson,[63] sendo uma delas direcionada ao eixo hipotálamo-hipófise-ovário, e a outra direcionada às sinapses serotoninérgicas cerebrais. Flutuações nos níveis hormonais gonadais desencadeiam os sintomas. O tratamento da SPM é complexo e provavelmente relacionado à maior sensibilidade de algumas mulheres em relação às flutuações hormonais que ocorrem durante esse período. Durante a SPM, a paciente deve apresentar, na última semana da fase lútea, pelo menos cinco dos sintomas relatados a seguir, sendo pelo menos um deles o 1, 2, 3 ou 4:

1 Humor deprimido ou disforia
2 Ansiedade e tensão
3 Labilidade afetada
4 Irritabilidade
5 Redução do interesse em atividades usuais
6 Dificuldade de concentração
7 Falta de energia
8 Mudança no apetite, excessos ou desejos de determinados alimentos
9 Hipersonia ou insônia
10 Sentir-se sobrecarregada
11 Outros sintomas físicos – por exemplo, sensibilidade nos seios, inchaço

Esses sintomas devem aparecer em dois ciclos menstruais seguidos e interferir, de forma considerável, no trabalho, na escola, nas atividades sociais ou nos relacionamentos.[63]

A SPM também afeta de forma recorrente, com sintomas moderados a severos envolvendo aspectos físicos e comportamentais. Algumas opções de tratamento incluem modificações no estilo de vida, terapia cognitivo-comportamental, suplementação e uso de plantas medicinais. A suplementação com cálcio (1.200 mg/dia), por exemplo, reduziu em 48% os sintomas emocionais e físicos de mulheres com SPM. O uso de vitamina B_6 (80 mg/dia) também mostrou interessante modulação de sintomas relacionados a mudanças de humor.[64]

Destaca-se que a dismenorreia, um dos principais sintomas da SPM, ocorre em parte devido à produção excessiva de prostaglandinas, as quais estimulam e/ou aumentam as contrações uterinas. Plantas medicinais que atuam na regulação das prostaglandinas são promissoras. As que atuam inibindo enzimas essenciais na via biossintética das prostaglandinas podem aliviar a dor menstrual, evitando a contração do útero ou relaxando os músculos lisos. Os compostos de plantas que funcionam como relaxantes musculares (espasmolíticos) podem, portanto, ser eficazes no tratamento de cólicas menstruais.[65] Outro problema na clínica ocorre pelo fato de o tratamento convencional para dismenorreia primária ter uma taxa de insucesso de aproximadamente 25%, sendo, em alguns casos, contraindicado ou não tolerado por algumas mulheres. Dessa forma, a fitoterapia pode ser uma aliada nessas situações.[66] É importante salientar que algumas plantas medicinais atuam na supressão da dor pélvica e abdominal por meio da redução dos níveis de prostaglandinas, mediando o óxido nítrico, aumentando os níveis de betaendorfina, bloqueando o canal de cálcio e aumentando o fluxo circulatório através da via uterina.[67]

• Plantas medicinais na síndrome pré-menstrual

Vitex agnus-castus L. (Chasteberry) Vitex agnus-castus L. (*chasteberry*) é um arbusto nativo do Mediterrâneo e da Ásia Ocidental, sendo uma espécie popular utilizada de forma predominante em diferentes distúrbios reprodutivos femininos, especialmente na Europa. A parte mais utilizada é seu fruto, o qual possui diversos constituintes como óleo essencial, iridoides e flavonoides.[68]

O extrato dos frutos de *Vitex agnus-castus* L. é considerado eficaz no controle das mudanças de humor e irritabilidade relacionadas à SPM. Seu efeito tem sido associado com a redução da concentração de gonadotrofina, estrogênio, progesterona e prolactina, além de seu papel como agonista de dopamina. A literatura científica reforça que o extrato de *chasteberry* é uma alternativa segura, eficaz e válida a ser considerada para o tratamento em curto prazo no alívio dos sintomas da SPM.[64]

Oenothera biennis L. (Prímula) Oenothera biennis L., conhecida popularmente como prímula, é uma espécie da família Onagraceae. Destaca-se nas diferentes partes dessa espécie a presença de ácidos graxos, ácidos fenólicos e flavonoides. O óleo de suas sementes é muito utilizado na medicina tradicional e amplamente consumido e comercializado em cápsulas oleosas de 500 mg. O óleo de prímula é utilizado especialmente por mulheres em diferentes situações, como dor nas mamas (mastalgia) e sintomas relacionados à síndrome pré-menstrual e menopausa.

Seus efeitos benéficos estão relacionados à sua composição, especialmente à presença de ácido linoleico (70-74%) e de ácido γ-linolênico (8-10%), que são precursores de eicosanoides anti-inflamatórios. O ácido γ-linolênico apresenta potencial anti-inflamatório e antiproliferativo, pois sua metabolização leva à inibição da 5-lipoxigenase. Além disso, atua suprimindo alguns mediadores inflamatórios, como as interleucinas 1β e 6 e o fator de necrose tumoral (TNF-α).[69]

Crocus sativus L. (Açafrão) Crocus sativus L. (Iridaceae), chamado de açafrão-verdadeiro ou flor-de-hércules, é uma espécie utilizada tanto na culinária quanto na medicina tradicional. As partes utilizadas são os estigmas secos de suas flores. Essa planta é conhecida por ter diferentes usos terapêuticos, e, na síndrome pré-menstrual, é utilizada para modulação dos sintomas relacionados ao humor deprimido e à ansiedade.

Os principais metabólitos presentes são crocina, crocetina, picrocrocina e safranal, sendo crocina e safranal os mais abundantes. Estudos têm demonstrado o potencial de *C. sativus* L. e seus metabólitos na melhora de depressão, disfunções sexuais, aterosclerose, doenças neurodegenerativas, entre outras; porém, a maioria dos estudos são apenas pré-clínicos.[70] Já sua atividade antidepressiva e de modulação da ansiedade foi demonstrada também em estudos clínicos, que relataram que a espécie e seus constituintes possuem ação antidepressiva similar à de alguns medicamentos alopáticos, mas com menos efeitos adversos.[71]

Estudos em voluntários saudáveis demonstraram a segurança do uso do açafrão; contudo, entre seus compostos, o safranal é o que apresenta maior toxicidade. Em doses elevadas, foram observados malformações embrionárias e aumento da taxa de aborto em gestantes. Dessa forma, seu uso durante a gestação é contraindicado.[72]

Outras espécies Na literatura, há o relato de outras espécies para o tratamento da dismenorreia, entre elas o funcho (*Foeniculum vulgare* Mill.), a menta (*Mentha* × *piperita* L.), a valeriana (*Valeriana officinalis* L.), a canela (*Cinnamomum zeylanicum* Blume), o gengibre (*Zingiber officinale* Roscoe) e a camomila (*Matricaria chamomilla* L.). Estudos clínicos demonstram que o *Foeniculum vulgare* Mill. (funcho) atua na redução da duração das dores, náuseas e fraqueza, melhorando a qualidade de vida. Já a *Matricaria chamomilla* L. (camomila) reduz a gravidade e intensidade da dor abdominal e pélvica, atuando também na diminuição da ansiedade.[67]

CLIMATÉRIO E MENOPAUSA

Ondas de calor e irregularidade menstrual são marcas da transição que ocorre quando as mulheres chegam em sua meia-idade e se aproximam da menopausa. Alguns desses sintomas vasomotores permanecem por anos em determinadas mulheres. O período do ciclo de vida da mulher que correspondente ao período final da fase reprodutora e a senilidade, geralmente entre os 40 e 65 anos, é definido como climatério. Nesse estágio, ocorre redução da fertilidade e declínio constante da produção de estradiol pelo ovário.[73]

Nesse período transitório, os sinais e sintomas predominantes são alterações hormonais, como redução de estradiol e progesterona e aumento das gonadotrofinas hipofisárias, disfunções menstruais e sintomas vasomotores, modificações morfológicas, como atrofia mamária e urogenital, alterações da pele e das mucosas. Além disso, também ocorrem alterações no sistema cardiovascular e nos ossos. Essas mudanças repercutem na saúde geral da mulher, podendo afetar, inclusive, sua autoestima, qualidade de vida e longevidade.[73]

A menopausa é definida como a interrupção permanente da menstruação por 12 meses consecutivos. A menopausa precoce ocorre quando se estabelece antes dos 40 anos de idade, e a tardia, após os 55 anos. A idade da ocorrência da menopausa parece geneticamente programada para cada mulher pelo número de folículos ovarianos, mas pode ser influenciada por fatores socioeconômicos e culturais, paridade, tabagismo, altitude e nutrição.[73]

A menopausa ocorre quando a mulher fica 12 meses, de forma espontânea, sem menstruar. Mundialmente, ocorre em mulheres entre 49 e 52 anos. Dados sugerem que, com o aumento da expectativa de vida, muitas mulheres passarão aproximadamente 40% de suas vidas na fase pós-menopausa. Em alguns casos, as mulheres atingem a menopausa antes, e alguns fatores, como tabagismo e baixo índice de massa corpórea, parecem estar relacionados.[74]

Destaca-se que as flutuações hormonais que acometem as mulheres ao longo de suas vidas, como na fase lútea, na de pós-parto e na menopausa, têm sido associadas com uma maior vulnerabilidade para casos de depressão. Além disso, sintomas urogenitais são predominantes na pós-menopausa e impactam diretamente a função sexual e a qualidade de vida dessas mulheres. As disfunções sexuais são multifatoriais e comuns e aumentam ao passar dos anos, o que acaba afetando suas vidas. Dessa forma, a identificação e o diagnóstico médico correto são muito importantes.[74]

Outras manifestações comuns nessa fase da vida da mulher são as doenças cardiovasculares, depressão e disfunções cognitivas. Há diferentes tipos de tratamentos disponíveis visando ao alívio dos sintomas, mas o uso de estrogênios, nas menores doses efetivas, tem demonstrado ser eficaz e seguro para a maior parte das mulheres. Todavia, deve ser utilizado pelo menor período possível, apenas até o controle dos sintomas.[74]

Cerca de dois terços das mulheres apresentam sintomas durante a menopausa, especialmente as ondas de calor. O uso da terapia hormonal é a primeira linha de tratamento para esses sintomas vasomotores, mas muitas relutam em usar hormônios exógenos e acabam preferindo utilizar tratamentos alternativos, como o uso de plantas medicinais, para o alívio desses sintomas.[75]

- Fitoestrogênios

Os fitoestrogênios, entre eles alimentos à base de *Glycine max* (L.) Merr. (soja) e *Trifolium pratense* L. (trevo-vermelho), apresentam sutil melhora dos sintomas, mas demonstram efeito principalmente no perfil lipídico, sendo relacionados à redução de distúrbios cardiovasculares.[75] São relatados na literatura como uma forma alternativa para a manutenção e o alívio de sintomas da menopausa. Porém, Mareti e colaboradores[76] realizaram uma revisão sistemática com 30 estudos clínicos randomizados controlados, contemplando 674 mulheres, e concluíram que o uso desses produtos não influenciou parâmetros importantes, como a espessura do endométrio e a densidade das mamas.

A soja é um dos principais alimentos de interesse relacionado à modulação de sintomas da menopausa, especialmente em virtude de suas altas concentrações de fitoestrogênios, como a biochanina A, formononetina, genisteína e daidzeína. Eles possuem propriedades estrogênicas, porém ainda há controvérsias sobre seu uso e seu mecanismo de ação.[75]

O consumo de isoflavonas está associado à melhora do perfil lipídico e da qualidade de vida em mulheres pós-menopausa. Já no metabolismo ósseo, há contradições, mas a maioria dos estudos expõe que o consumo de genisteína, principalmente, apresenta ação protetora quanto à descalcificação óssea. A soja e suas isoflavonas são os suplementos com maiores evidências científicas no alívio dos sintomas da menopausa, como na redução da frequência e na intensidade das ondas de calor.[77] Segundo Hirose e colaboradores,[78] a lecitina de soja em altas doses (1.200 mg/dia) aumentou o vigor e reduziu a pressão sanguínea em mulheres de meia-idade que apresentavam fadiga.

- *Cimicifuga racemosa* L. (*Black cohosh*)

As evidências sugerem que *Cimicifuga racemosa* L., popularmente conhecida como *black cohosh*, é uma espécie segura e efetiva na redução de sintomas durante a menopausa, especialmente quanto às ondas de calor e alterações de humor, além de melhorar a qualidade de vida das pacientes. Em relação aos estudos realizados sobre os efeitos na menopausa, está apenas atrás da soja. Essa espécie é utilizada desde os anos 1940 na Alemanha, e demonstra ser promissora no alívio dos sintomas da menopausa, especialmente os vasomotores e a depressão, além de seu uso ter demonstrado ser seguro por mais de 6 meses.[75]

Mecanismos serotoninérgicos similares aos antidepressivos têm sido propostos para o *black cohosh*. Os seus benefícios no meio científico têm crescido, com boas evidências demonstradas com preparações padronizadas.[77]

- *Trifolium pratense* L. (Trevo-vermelho)

O trevo-vermelho (*Trifolium pratense* L.) possui um perfil fitoquímico similar ao da soja, pois as duas espécies possuem genisteína, daidzeína, formononetina e biochanina A, mas essas duas últimas substâncias estão em concentrações muito superiores no trevo-vermelho. Essas isoflavovas parecem ter efeitos similares aos do estradiol.[75]

Uma metanálise realizada por Myers e Vigar[79] concluiu que há evidências clínicas e estatísticas do efeito do extrato padronizado em isoflavonas dessa espécie (80 mg/dia) no tratamento das ondas de calor, de forma segura, por até 3 meses. Porém não deve ser utilizada em pacientes com câncer de mama e de endométrio, já que a segurança do uso nesses pacientes não foi estabelecida.

- *Salvia officinalis* L. (Sálvia)

A sálvia é uma espécie utilizada tradicionalmente para o alívio do suor e das ondas de calor que acometem as mulheres na menopausa, além de ser usada como tônico. Foi realizado um estudo clínico com mulheres que apresentavam cerca de cinco episódios de ondas de calor por dia, durante o qual receberam 1 vez ao dia um tablete com as folhas de sálvia, por 8 semanas. O número médio de rubores leves, moderados, graves e muito graves diminuiu em 46, 62, 79 e 100%, respectivamente. Além disso, outros fatores foram avaliados por meio de uma escala de classificação dos sintomas, na qual houve melhora psicológica e urogenital. Além disso, o tratamento foi bem tolerado.[80] Rahte e colaboradores[81] sugerem que esse efeito da *Salvia officinalis* está associado ao envolvimento de flavonoides estrogênicos, como a flavona luteolina-7-O-glicuronídeo.

- Outras espécies utilizadas para alívio dos sintomas durante a menopausa

Exemplo de outras espécies utilizadas é a *Angelica sinensis* (Oliv.) Diels (dong quai), que parece não ter efeito no alívio das ondas de calor, mas é encontrada em muitas formulações e é considerada um bom tônico para mulheres.[75]

Extratos de plantas com atividades estrogênicas para o alívio dos sintomas da menopausa incluem outras espécies, como *Humulus lupulus* L. (lúpulo), *Rheum rhaponticum* L. (ruibarbo-falso), *Vitex agnus-castus* L. (chasteberry), *Linum usitatissimum* L. (linhaça), entre outras. Além disso, algumas espécies têm demonstrado potencial protetor em relação à osteoporose e ação quimiopreventiva relacionada a mecanismos epigenéticos.

SAÚDE DO HOMEM: ASPECTOS GERAIS

No Brasil, os homens vivem cerca de sete anos a menos que as mulheres, e no resto do mundo esses valores não variam muito. Apesar de terem uma expectativa de vida inferior e maior suscetibilidade ao desenvolvimento de doenças, os homens são menos propensos a se engajar em comportamentos preventivos de saúde.[82] Além disso, apresentam maior vulnerabilidade às doenças, especialmente as crônicas. Como a população masculina não procura assistência médica com a mesma frequência que as mulheres, isso gera impactos negativos em sua saúde.[83]

HIPERPLASIA BENIGNA DA PRÓSTATA

Embora as estatísticas mostrem que populações em todo o mundo estão envelhecendo rapidamente, esse aumento da expectativa de vida é acompanhado por um aumento no número de pessoas vivendo com condições crônicas relacionadas à idade, como declínio cognitivo, depressão ou disfunção sexual. Nos homens, a redução progressiva dos andrógenos ocorre com o aumento da idade, e baixos níveis de andrógenos estão associados a condições crônicas.[84] Entre os distúrbios que mais acometem os homens, destaca-se a hiperplasia benigna da próstata (HBP).

A HBP é a condição mais comum em homens acima de 50 anos, e é definida como o aumento da proliferação das células epiteliais e células do estroma da próstata.[85] Afeta mais de 50% dos homens aos 60 anos de idade e 90% dos homens acima de 85 anos. É um grave problema que gera milhões de dólares em gastos com cuidados de saúde para o tratamento de sintomas do trato urinário inferior e obstrução urinária.[86]

Como apresenta íntima relação com a uretra, esta pode ser comprimida em razão de alterações no tamanho da próstata, dificultando a passagem de urina. Ainda, como a próstata encontra-se encostada ao reto, ela pode ser palpada por meio do toque retal, um dos métodos mais simples de avaliação da glândula. Os sintomas estão relacionados à obstrução da uretra, como a perda de força do jato urinário, necessidade de urinar frequentemente em pequenos volumes, incapacidade de esvaziar a bexiga, infecção urinária e cálculo de bexiga. Nos casos mais graves de obstrução, pode ocorrer insuficiência renal.

Apesar dos avanços, não há uma terapia universal que trate todos os homens que apresentam os sintomas, e pelo menos 30% dos pacientes não respondem ao tratamento médico[86] que objetiva melhorar os sintomas, prevenir infecções do trato urinário, evitar danos renais, reduzir a obstrução e melhorar o esvaziamento da bexiga. Muitas formulações à base de plantas com propriedades protetoras ou preventivas são utilizadas mundialmente para a modulação da HBP. Isso ocorre especialmente devido aos efeitos adversos do tratamento farmacológico em longo prazo e ao risco de mortalidade associado a procedimentos cirúrgicos.[85]

O processo de aumento do tamanho da próstata é estimulado pela presença do hormônio testosterona e ocorre durante toda a vida. É importante ressaltar que a hiperplasia da próstata é um processo natural do envelhecimento e não se transforma em câncer de próstata. Nesse contexto, a fitoterapia entra como opção alternativa. De acordo com Santos e colaboradores,[43] as evidências científicas para o uso de *Pygeum africanum* Hook.f. (ameixeira-africana), *Urtica dioica* L. (urtiga), betassitosterol, extrato de pólen, cebola, alho e tomate parecem favoráveis e promissoras na modulação da HBP. Os principais grupos de compostos fitoquímicos identificados nessas plantas são os fitosteróis, especialmente o betassistosterol, campesterol, estigmasterol, e os fitoestrogênios, como isoflavonas e ácidos graxos.

Além disso, lecitinas, polissacarídeos, lupeol e terpenoides também se destacam.[87] Embora as terapias medicamentosa (bloqueadores α-1 e inibidores da enzima 5α-redutase) e cirúrgica (prostatectomia, ressecção transuretral, etc.) sejam eficazes em casos de HBP moderada a grave, os medicamentos fitoterápicos (*Serenoa repens*, *Pygeum africanum*, *Urtica dioica*) são comumente usados em pacientes que apresentam sintomas leves a moderados. Os mecanismos propostos para essas espécies são a inibição da 5α-redutase, o antagonismo adrenérgico, a inibição da di-hidrotestosterona e dos receptores de estrogênio.[88]

A Tabela 8.3 mostra as principais plantas medicinais utilizadas na melhora da hiperplasia benigna da próstata.

TABELA 8.3
Principais plantas medicinais utilizadas na melhora da hiperplasia benigna da próstata

NOME CIENTÍFICO	FAMÍLIA	NOME POPULAR	PARTE UTILIZADA	PRINCIPAIS CONSTITUINTES	AÇÃO TERAPÊUTICA
Cucurbita pepo L.	Brassicaceae	Aboboreira	Óleo da semente	Ácidos graxos	Melhora do fluxo urinário
Equisetum arvense L.	Equisetaceae	Cavalinha	Partes aéreas	Flavonoides, alcaloides, saponinas, ácidos orgânicos	Redução do edema prostático
Pygeum africanum Hook.f.	Rosaceae	Ameixeira-africana	Córtex	Fitoesteróis	Ação tônica sobre o músculo detrusor da bexiga e anti-inflamatória
Serenoa repens (W. Bartram) Small	Arecaceae	Saw palmetto	Fruto	Ácidos graxos, fitoesteróis	Redução dos sintomas
Urtica dioica L.	Urticaceae	Urtiga	Casca e lenho	β-sitosterol e flavonoides	Inibição da 5α-redutase

Fonte: Adaptada de Santos e colaboradores.[43]

- *Equisetum arvense* L. (Cavalinha)

O extrato de *Equisetum arvense* é utilizado na medicina popular para o tratamento de distúrbios inflamatórios e como diurético. Entre os constituintes fitoquímicos destaca-se a presença dos flavonoides, terpenos, cumarinas, alcaloides, mucilagens, minerais e saponinas.[89] Essa espécie possui um amplo potencial farmacológico, demonstrando atividades antioxidantes, vasorrelaxantes, diuréticas, entre outras. Ressalta-se que essa espécie é contraindicada na disfunção cardíaca e/ou renal.

Essa espécie está presente no medicamento Eviprostat, em associação com *Chimaphila umbellata*, *Populus tremula*, *Pulsatilla pratensis* e óleo de gérmen de trigo (vitamina E), uma formulação tradicional composta por essas quatro plantas utilizada popularmente no Japão e na Alemanha para o tratamento de HBP, que atua reduzindo a inflamação e a proliferação celular.[90]

- *Serenoa repens* (W. Bartram) Small (*Saw palmetto*)

A planta medicinal mais utilizada e comercializada para o tratamento de HBP é a *Serenoa repens* (W. Bartram) Small, conhecida como *saw palmetto* (frutos). É uma palmeira encontrada no sudeste dos Estados Unidos e na Índia. Em sua composição, contém principalmente ácidos graxos (oleico, caprílico, mirístico, etc.), esteróis (β-sitosterol, campesterol) e derivados de sitosterol.

Outros constituintes são ácidos orgânicos, polissacarídeos e flavonoides. Acredita-se que os esteróis e ácidos graxos atuem inibindo a enzima 5α-redutase, bloqueando a conversão da testosterona em di-hidrotestosterona (DHT), um importante estimulador do crescimento da próstata. Há diversos outros mecanismos de ação possíveis descritos que podem ser benéficos no tratamento da HBP, incluindo o bloqueio da atividade dos receptores de estrogênio na próstata e ações anti-inflamatória e espasmolítica no músculo da bexiga.[91] Estudos clínicos já demonstraram sua efetividade e diversos mecanismos de ação já foram propostos, como modulação da inflamação, atividade antiandrogênica e pró-apoptótica.[87]

Essa planta é tradicionalmente utilizada como afrodisíaca, diurética, inibidora das células prostáticas, para o tratamento de tumor benigno e de distúrbios do sistema urogenital. Alivia a micção noturna frequente e aumenta o jato urinário.

Em um estudo recente, realizado por Viranov e colaboradores,[92] no qual acompanharam pacientes com HBP utilizando uma dose diária de 320 mg do extrato de *saw palmetto* por 15 anos, foi observado ser um tratamento efetivo, seguro e que modula a progressão da HBP. Segundo o Memento Fitoterápico,[89] sua indicação terapêutica é para o tratamento sintomático da hiperplasia prostática benigna, porém não é indicado para casos avançados de HPB com grave retenção urinária e afecções hepáticas. Ainda, é um fitoterápico de exclusiva prescrição médica.

- *Cucurbita pepo* L. (Abóbora)

A *Cucurbita pepo* L. é uma espécie nativa das Américas do Sul e Central. É uma planta comestível, e suas sementes são interessantes fontes de compostos fitoquímicos, como carotenoides, proteínas, ácidos graxos, aminoácidos, microelementos e vitaminas. Estudos *in vitro* e *in vivo* têm demonstrado o potencial dessas sementes na HBP. Porém, estudos clínicos controlados ainda são essenciais para confirmar esses efeitos.[93] O óleo das sementes de abóbora tem-se tornado popular, porém os estudos científicos, especialmente clínicos, com essa planta e aplicação, são escassos.

Essa espécie contém fitoesteróis em sua composição, como o avenasterol, espinasterol, sitosterol, estigmasterol, ácidos graxos (ácido linoleico e oleico), tocoferóis (vitamina E), zinco, entre outros. Os fitosteróis são considerados constituintes com potencial para redução dos níveis de DHT em pacientes com HBP. As sementes de abóbora aliviam os sintomas de HBP, como o peso do tamanho da próstata e a modulação histológica dos testículos, o que pode ser benéfico no tratamento do estágio leve da hiperplasia benigna da próstata. Além disso, possui efeito tônico e induz o relaxamento do esfíncter urinário, no colo da bexiga. Alguns estudos clínicos documentaram que a abóbora (óleo de semente ou extrato de semente) ameniza os sintomas associados ao aumento da próstata, mas não reduz o tamanho em si. Sugere-se que as sementes de abóbora são ricas em zinco, e esse elemento pode auxiliar na diminuição do tamanho da próstata.[91]

CONSIDERAÇÕES FINAIS

Conforme ilustrado neste capítulo, diversas são as plantas medicinais e os compostos bioativos com potencial na modulação de distúrbios endócrinos relacionados à saúde da mulher e do homem. Houve muitos avanços em relação à comprovação científica desses elementos em estudos pré-clínicos e, em especial, clínicos.

Casos de casais com dificuldade para engravidar e queixas relacionadas à baixa libido são crescentes, e é importante saber de que forma e quais espécies e compostos podem ser utilizados nesses casos.

Na síndrome pré-menstrual, na menopausa e na hiperplasia benigna da próstata, diversas são as espécies com relatos na literatura para modulação dos sintomas.

REFERÊNCIAS

1. World Health Organization. Sexual and reproductive health [Internet]. Geneva: WHO; 2019 [capturado em 08 dez. 2019]. Disponível em: https://www.who.int/reproductivehealth/topics/infertility/definitions/en/.
2. Anwar S, Anwar A. Infertility: a review on causes, treatment and management. Womens Health Gynecol. 2016;2(6):1-5.
3. Saridogan E. Role of general gynaecologists in the prevention of infertility. Best Pract Res Clin Obstet Gynaecol. 2019;59:132-6.
4. Deatsman S, Vasilopoulos T, Rhoton-Vlasak A. National, regional, and global trends in infertility prevalence since 1990: a systematic analysis of 277 health surveys. PLoS Med. 2012;9(12):e1001356.

5. Metwally M, Ledger WL, Li TC. Reproductive endocrinology and clinical aspects of obesity in women. Ann N Y Acad Sci. 2008;1127:140-6.
6. Brasil. Ministério da Saúde. Vigilância de fatores de risco e proteção para doenças crônicas por inquérito telefônico [Internet]. Brasília: MS; 2017 [capturado em 08 dez. 2019]. Disponível em: http://bvsms.saude.gov.br/bvs/publicacoes/vigitel_brasil_2017_vigilancia_fatores_riscos.pdf.
7. Upadhyay UD, Gipson JD, Withers M, Lewis S, Ciaraldi EJ, Fraser A, et al. Women's empowerment and fertility: a review of the literature. Soc Sci Med. 2014;115:111-20.
8. Sengupta P, Agarwal A, Pogrebetskaya M, Roychoudhury S, Durairajanayagam D, Henkel R. Role of Withania somnifera (Ashwagandha) in the management of male infertility. Reprod Biomed Online. 2018;36(3):311-26.
9. Agarwal A, Aponte-Mellado A, Premkumar BJ, Shaman A, Gupta S. The effects of oxidative stress on female reproduction: a review. Reprod Biol Endocrinol. 2012;10:49.
10. Ősapay G, Ősapay K. Stress and fertility. Orv Hetil. 2015;156(35):1430-4.
11. Mohanty G, Samanta L. Redox regulation & sperm function: a proteomic insight. Indian J Med Res. 2018;148(Supplement):S84-91.
12. Martin-Hidalgo D, Bragado MJ, Batista AR, Oliveira PF, Alves MG. Antioxidants and male fertility: from molecular studies to clinical evidence. Antioxidants (Basel). 2019;8(4). pii: E89.
13. Ammar O, Houas Z, Mehdi M. The association between iron, calcium, and oxidative stress in seminal plasma and sperm quality. Environ Sci Pollut Res Int. 2019;26(14):14097-105.
14. Kooti W, Moradi M, Peyro K, Sharghi M, Alamiri F, Azami M, et al. The effect of celery (Apium graveolens L.) on fertility: a systematic review. J Complement Integr Med. 2017;15(2).
15. Ahmadi S, Bashiri R, Ghadiri-Anari A, Nadjarzadeh A. Antioxidant supplements and semen parameters: an evidence based review. Int J Reprod Biomed (Yazd). 2016;14(12):729-36.
16. Mora-Esteves C, Shin D. Nutrient supplementation: improving male fertility fourfold. Semin Reprod Med. 2013;31(4):293-300.
17. Trummer C, Pilz S, Schwetz V, Obermayer-Pietsch B, Lerchbaum E. Vitamin D, PCOS and androgens in men: a systematic review. Endocr Connect. 2018;7(3):R95-113.
18. Dastorani M, Aghadavod E, Mirhosseini N, Foroozanfard F, Zadeh Modarres S, Amiri Siavashani M, et al. The effects of vitamin D supplementation on metabolic profiles and gene expression of insulin and lipid metabolism in infertile polycystic ovary syndrome candidates for in vitro fertilization. Reprod Biol Endocrinol. 2018;16(1):94.
19. Voulgaris N, Papanastasiou L, Piaditis G, Angelousi A, Kaltsas G, Mastorakos G, et al. Vitamin D and aspects of female fertility. Hormones (Athens). 2017;16(1):5-21.
20. de Angelis C, Galdiero M, Pivonello C, Garifalos F, Menafra D, Cariati F, et al. The role of vitamin D in male fertility: a focus on the testis. Rev Endocr Metab Disord. 2017;18(3):285-305.
21. Heyden EL, Wimalawansa SJ. Vitamin D: effects on human reproduction, pregnancy, and fetal well-being. J Steroid Biochem Mol Biol. 2018;180:41-50.
22. Hardani A, Afzalzadeh MR, Amirzargar A, Mansouri E, Meamar Z. Effects of aqueous extract of celery (Apium graveolens L.) leaves on spermatogenesis in healthy male rats. Avicenna J Phytomed. 2015;5(2):113-9.
23. Kooti W, Mansouri E, Ghasemiboroon M, Harizi M, Amirzargar A. Protective effects of celery (Apium Graveolens) on testis and cauda epididymal spermatozoa in rat. Iran J Reprod Med. 2014;12(5):365-6.
24. Madkour NK. Beneficial role of celery oil in lowering the di(2-ethylhexyl) phthalate-induced testicular damage. Toxicol Ind Health. 2014;30(9):861-72.
25. Zhu LH, Bao TH, Deng Y, Li H, Chen LX. Constituents from Apium graveolens and their anti-inflammatory effects. J Asian Nat Prod Res. 2017;19(11):1079-86.
26. Khader M, Eckl PM. Thymoquinone: an emerging natural drug with a wide range of medical applications. Iran J Basic Med Sci. 2014;17(12): 950-7.
27. Tüfek NH, Altunkaynak ME, Altunkaynak BZ, Kaplan S. Effects of thymoquinone on testicular structure and sperm production in male obese rats. Syst Biol Reprod Med. 2015;61(4):194-204.
28. Assi MA, Hezmee MN, Abba Y, Yusof MS, Haron AW, Rajion MA, et al. Prophylactic effect of Nigella sativa against lead acetate induced changes in spermiogram, reproductive hormones and gonadal histology of rats. Vet World. 2016;9(11):1305-11.
29. Kolahdooz M, Nasri S, Modarres SZ, Kianbakht S, Huseini HF. Effects of Nigella sativa L. seed oil on abnormal semen quality in infertile men: a randomized, double-blind, placebo-controlled clinical trial. Phytomedicine. 2014;21(6):901-5.
30. Parandin R, Yousofvand N, Ghorbani R. The enhancing effects of alcoholic extract of Nigella sativa seed on fertility potential, plasma gonadotropins and testosterone in male rats. Iran J Reprod Med. 2012;10(4):355-62.
31. Luo Q, Li Z, Huang X, Yan J, Zhang S, Cai YZ. Lycium barbarum polysaccharides: protective effects against heat-induced damage of rat testes and H_2O_2-induced DNA damage in mouse testicular cells and beneficial effect on sexual behavior and reproductive function of hemicastrated rats. Life Sci. 2006;79(7):613-21.
32. Luo Q, Cui X, Yan J, Yang M, Liu J, Jiang Y, et al. Antagonistic effects of Lycium barbarum polysaccharides on the impaired reproductive system of male rats induced by local subchronic exposure to 60Co-γ irradiation. Phytother Res. 2011;25(5):694-701.

33. Shi GJ, Zheng J, Wu J, Qiao HQ, Chang Q, Niu Y, et al. Beneficial effects of Lycium barbarum polysaccharide on spermatogenesis by improving antioxidant activity and inhibiting apoptosis in streptozotocin-induced diabetic male mice. Food Funct. 2017;8(3):1215-26.

34. Ren F, Fang Q, Feng T, Li Y, Wang Y, Zhu H, et al. Lycium barbarum and Laminaria japonica polysaccharides improve Cashmere goat sperm quality and fertility rate after cryopreservation. Theriogenology. 2019;129:29-36.

35. Sapanidou VG, Margaritis I, Siahos N, Arsenopoulos K, Dragatidou E, Taitzoglou IA, et al. Antioxidant effect of a polyphenol-rich grape pomace extract on motility, viability and lipid peroxidation of thawed bovine spermatozoa. J Biol Res (Thessalon). 2014;21(1):19.

36. Lamas CA, Gollücke AP, Dolder H. Grape juice concentrate (G8000(*)) intake mitigates testicular morphological and ultrastructural damage following cadmium intoxication. Int J Exp Pathol. 2015;96(5):301-10.

37. Juan ME, González-Pons E, Munuera T, Ballester J, Rodríguez-Gil JE, Planas JM. Trans-Resveratrol, a natural antioxidant from grapes, increases sperm output in healthy rats. J Nutr. 2005;135(4):757-60.

38. Zhao J, Jin Y, Du M, Liu W, Ren Y, Zhang C, et al. The effect of dietary grape pomace supplementation on epididymal sperm quality and testicular antioxidant ability in ram lambs. Theriogenology. 2017;97:50-6.

39. Mancuso C, Santangelo R. Panax ginseng and Panax quinquefolius: from pharmacology to toxicology. Food Chem Toxicol. 2017;107(Pt A):362-72.

40. Arring NM, Millstine D, Marks LA, Nail LM. Ginseng as a treatment for fatigue: a systematic review. J Altern Complement Med. 2018;24(7):624-33.

41. Park HJ, Choe S, Park NC. Effects of Korean red ginseng on semen parameters in male infertility patients: a randomized, placebo-controlled, double-blind clinical study. Chin J Integr Med. 2016;22(7):490-5.

42. Lee HW, Kil KJ, Lee YJ, Lee MS. Ginseng for improving semen quality parameters a protocol of systematic review. Medicine. 2018;97(4):e9732.

43. Santos HO, Howell S, Teixeira FJ. Beyond tribulus (Tribulus terrestris L.): the effects of phytotherapics on testosterone, sperm and prostate parameters. J Ethnopharmacol. 2019;235:392-405.

44. Salgado RM, Marques-Silva MH, Gonçalves E, Mathias AC, Aguiar JG, Wolff P. Effect of oral administration of Tribulus terrestris extract on semen quality and body fat index of infertile men. Andrologia. 2017;49(5).

45. Parish SJ, Hahn SR, Goldstein SW, Giraldi A, Kingsberg SA, Larkin L, et al. The International Society for the study of women's sexual health process of care for the identification of sexual concerns and problems in women. Mayo Clin Proc. 2019;94(5):842-85.

46. Wierman ME, Nappi RE, Avis N. Endocrine aspects of women's sexual function. J Sex Med. 2010;7(1-2):561-85.

47. Berger MH, Messore M, Pastuszak AW, Ramasamy R. Association between infertility and sexual dysfunction in men and women. Sex Med Rev. 2016;4(4):353-65.

48. Chauhan NS, Sharma V, Dixit VK, Thakur M. A review on plants used for improvement of sexual performance and virility. Biomed Res Int. 2014;2014:868062.

49. Gonzales-Arimborgo C, Yupanqui I, Montero E, Alarcón-Yaquetto DE, Zevallos-Concha A, Caballero L, et al. Acceptability, safety, and efficacy of oral administration of extracts of black or red maca (lepidium meyenii) in adult human subjects: a randomized, double-blind, placebo-controlled study. Pharmaceuticals (Basel). 2016;9(3). pii: E49.

50. Zenico T, Cicero AF, Valmorri L, Mercuriali M, Bercovich E. Subjective effects of Lepidium meyenii (Maca) extract on well-being and sexual performances in patients with mild erectile dysfunction: a randomised, double-blind clinical trial. Andrologia. 2009;41(2):95-9.

51. Tripathi N, Shrivastava D, Ahmad Mir B, Kumar S, Govil S, Vahedi M, et al. Metabolomic and biotechnological approaches to determine therapeutic potential of Withania somnifera (L.) Dunal: a review. Phytomedicine. 2018;50:127-36.

52. Lopresti AL, Drummond PD, Smith SJ. A randomized, double-blind, placebo-controlled, crossover study examining the hormonal and vitality effects of ashwagandha (Withania somnifera) in aging, overweight males. Am J Mens Health. 2019;13(2):1557988319835985.

53. Gama CR, Lasmar R, Gama GF, Abreu CS, Nunes CP, Geller M, et al. Clinical assessment of Tribulus terrestris extract in the treatment of female sexual dysfunction. Clin Med Insights Womens Health. 2014;7:45-50.

54. Akhtari E, Raisi F, Keshavarz M, Hosseini H, Sohrabvand F, Bioos S, et al. Tribulus terrestris for treatment of sexual dysfunction in women: randomized double-blind placebo-controlled study. Daru. 2014;22:40.

55. Souza KZ, Vale FB, Geber S. Efficacy of Tribulus terrestris for the treatment of hypoactive sexual desire disorder in postmenopausal women: a randomized, double-blinded, placebo-controlled trial. Menopause. 2016;23(11):1252-6.

56. Vale FBC, Dias de Souza KZ, Rezende CR, Geber S. Efficacy of Tribulus terrestris for the treatment of premenopausal women with hypoactive sexual desire disorder: a randomized double-blinded, placebo-controlled trial. Gynecol Endocrinol. 2018;34(5):442-5.

57. Neychev V, Mitev V. Pro-sexual and androgen enhancing effects of Tribulus terrestris L.: fact or fiction. J Ethnopharmacol. 2016;179:345-55.

58. Shukla KK, Mahdi AA, Ahmad MK, Shankhwar SN, Rajender S, Jaiswar SP. Mucuna pruriens improves male fertility by its action on the hypothalamus-pituitary-gonadal axis. Fertil Steril. 2009;92(6):1934-40.

59. Pulikkalpura H, Kurup R, Mathew PJ, Baby S. Levodopa in Mucuna pruriens and its degradation. Sci Rep. 2015;5:11078.
60. Mazaro-Costa R, Andersen ML, Hachul H, Tufik S. Medicinal plants as alternative treatments for female sexual dysfunction: utopian vision or possible treatment in climacteric women? J Sex Med. 2010;7(11):3695-714.
61. Shabanian S, Ebrahimbabaei M, Safavi P, Lotfizadeh M. Comparing the effect of rose drop, ginger, and cinnamon on sexual function in depressed women with sexual dysfunction. Pharmacognosy Research 2018;10(3):314-8.
62. Cui T, Kovell RC, Brooks DC, Terlecki RP. A urologist's guide to ingredients found in top-selling nutraceuticals for men's sexual health. J Sex Med. 2015;12(11):2105-17.
63. Yonkers KA, O'Brien PM, Eriksson E. Premenstrual syndrome. Lancet. 2008;371(9619):1200-10.
64. Ryu A, Kim TH. Premenstrual syndrome: a mini review. Maturitas. 2015;82(4):436-40.
65. Van Andel T, de Boer HJ, Barnes J, Vandebroek I. Medicinal plants used for menstrual disorders in Latin America, the Caribbean, sub-Saharan Africa, South and Southeast Asia and their uterine properties: a review. J Ethnopharmacol. 2014;155(2):992-1000.
66. Mirabi P, Alamolhoda SH, Esmaeilzadeh S, Mojab F. Effect of medicinal herbs on primary dysmenorrhea: a systematic review. JBRA Assist Reprod. 2019;23(1):51-7.
67. Sharghi M, Mansurkhani SM, Larky DA, Kooti W, Niksefat M, Firoozbakht M, et al. An update and systematic review on the treatment of primary dysmenorrhea. Antioxidants (Basel). 2018;7(8):108.
68. Wyatt K, Campbell J, Ernst E, Thompson-Coon J, Shaw S. Vitex agnus castus for premenstrual syndrome. Cochrane Database Syst Rev. 2018;2018(3): CD004632.
69. Timoszuk M, Bielawska K, Skrzydlewska E. Evening primrose (Oenothera biennis) biological activity dependent on chemical composition. Antioxidants (Basel). 2018;7(8). pii: E108.
70. Leone S, Recinella L, Chiavaroli A, Orlando G, Ferrante C, Leporini L, et al. Phytotherapic use of the Crocus sativus L. (Saffron) and its potential applications: a brief overview. Phytother Res. 2018;32(12):2364-75.
71. Shafiee M, Arekhi S, Omranzadeh A, Sahebkar A. Saffron in the treatment of depression, anxiety and other mental disorders: current evidence and potential mechanisms of action. J Affect Disord. 2018;227:330-7.
72. Bostan HB, Mehri S, Hosseinzadeh H. Toxicology effects of saffron and its constituents: a review. Iran J Basic Med Sci. 2017;20(2):110-21.
73. Federação Brasileira das Associações de Ginecologia e Obstetrícia. Manual de orientação climatérica [Internet]. Rio de Janeiro: Febrasgo; 2010 [capturado em 08 dez. 2019]. Disponível em: https://www.febrasgo.org.br/images/arquivos/manuais/Manuais_Novos/Manual_Climaterio.pdf.
74. Takahashi TA, Johnson KM. Menopause. Med Clin North Am. 2015;99(3):521-34.
75. Geller SE, Studee L. Botanical and dietary supplements for menopausal symptoms: what works, what doesn't. Womens Health (Larchmt). 2005;14(7):634-49.
76. Mareti E, Abatzi C, Vavilis D, Lambrinoudaki I, Goulis DG. Effect of oral phytoestrogens on endometrial thickness and breast density of perimenopausal and postmenopausal women: a systematic review and meta-analysis. Maturitas. 2019;124:81-8.
77. Moore TR, Franks RB, Fox C. Review of efficacy of complementary and alternative medicine treatments for menopausal symptoms. J Midwifery Womens Health. 2017;62(3):286-97.
78. Hirose A, Terauchi M, Osaka Y, Akiyoshi M, Kato K, Miyasaka N. Effect of soy lecithin on fatigue and menopausal symptoms in middle-aged women: a randomized, double-blind, placebo-controlled study. Nutr J. 2018;17(1):4.
79. Myers SP, Vigar V. Effects of a standardised extract of Trifolium pratense (Promensil) at a dosage of 80mg in the treatment of menopausal hot flushes: a systematic review and meta-analysis. Phytomedicine. 2017;24:141-7.
80. Bommer S, Klein P, Suter A. First time proof of sage's tolerability and efficacy in menopausal women with hot flushes. Adv Ther. 2011;28(6):490-500.
81. Rahte S, Evans R, Eugster PJ, Marcourt L, Wolfender JL, Kortenkamp A, et al. Salvia officinalis for hot flushes: towards determination of mechanism of activity and active principles. Planta Med. 2013;79(9):753-60.
82. Kelly D, Steiner A, Mason H, Teasdale S. Men's Sheds: a conceptual exploration of the causal pathways for health and well-being. Health Soc Care Community. 2019;27(5):1147-57.
83. Brasil. Ministério da Saúde. Política Nacional de Atenção Integral à Saúde do Homem [Internet]. Brasília: MS; 2018 [capturado em 08 dez. 2019]. Disponível em: http://portalarquivos2.saude.gov.br/images/pdf/2018/novembro/07/livroPol--ticas-2018.pdf.
84. Walther A, Seuffert J. Testosterone and dehydroepiandrosterone treatment in ageing men: are we all set? World J Mens Health. 2019. [Epub ahead of print].
85. Sharma M, Chadha R, Dhingra N. Phytotherapeutic agents for benign prostatic hyperplasia: an overview. Mini Rev Med Chem. 2017;17(14):1346-63.
86. Bechis SK, Otsetov AG, Ge R, Olumi AF. Personalized medicine for the management of benign prostatic hyperplasia. J Urol. 2014;192(1):16-23.
87. Kim, SW. Phytotherapy: emerging therapeutic option in urologic disease. Transl Androl Urol. 2012;1(3):181-91.

88. Allkanjari O, Vitalone A. What do we know about phytotherapy of benign prostatic hyperplasia? Life Sci. 2015;126:42-56.
89. Brasil. Agência Nacional de Vigilância Sanitária. Memento fitoterápico [Internet]. Brasília: Anvisa; 2016. Disponível em: http://portal.anvisa.gov.br/documents/33832/2909630/Memento+Fitoterapico/a80ec477-bb36-4ae0-b1d2-e2461217e06b.
90. Shibuya S, Xia Z, Sugimoto M, Ueda N, Haba R, Kakehi Y. The phytotherapeutic agent, eviprostat, suppresses stromal proliferation and inflammation even after establishment of nonbacterial prostatitis in the rat prostate. Urology. 2014;83(3):528-34.
91. Pagano E, Laudato M, Griffo M, Capasso R. Phytotherapy of benign prostatic hyperplasia: a minireview. Phytother Res.2014;28:949-55.
92. Vinarov AZ, Spivak LG, Platonova DV, Rapoport LM, Korolev DO. The 15 years' study results suggest that taking S. repens plant extract continuously at a daily dose of 320 mg is an effective and safe way to prevent the progression of benign prostatic hyperplasia. Urologia. 2019;86(1):17-22.
93. Đorđević I, Milutinović M, Kostić M, Đorđević B, Dimitrijević M, Stošić N, et al. Phytotherapeutic approach to benign prostatic hyperplasia treatment by pumpkin seed (Cucurbita pepo l., Cucurbitaceae). Acta Medica Medianae 2016;55(3).

9
PLANTAS ALIMENTÍCIAS NÃO CONVENCIONAIS (PANCs)

> Muitas vezes vistas como pragas ou ervas daninhas, diversas espécies denominadas vulgarmente como "matinhos" podem ser utilizadas na alimentação, agregando valor à culinária de forma sustentável. Neste capítulo, serão abordados alguns exemplos, levando o leitor à valorização dessas plantas muitas vezes ignoradas, mas de alto valor terapêutico e nutricional.

ASPECTOS GERAIS

Desde a antiguidade, o homem lança mão das plantas com as mais distintas finalidades, incluindo a alimentícia. As plantas alimentícias não convencionais, mais comumente conhecidas como PANCs, estão ganhando adeptos de forma notável nos últimos anos. Anteriormente mais conhecidas e exploradas pelas comunidades rurais, gerando emprego e renda e contribuindo com a economia regional, atualmente vêm se popularizando não apenas no meio urbano, mas também em casas de culinária, mesmo com a tendência pelos *fast foods* em função da publicidade e praticidade.[1]

Cabe destacar algumas vantagens para o uso das PANCs. Além dos altos valores nutritivos e terapêuticos, que serão abordados ao longo do capítulo, inclui-se o baixo impacto na agricultura e na conservação ambiental, a facilidade de cultivo (muitas podem ser cultivadas em casa ou até mesmo em apartamentos), a diversidade alimentar (via saudável de alimentação) e as diferentes possibilidades de preparo na culinária, muitas delas podendo ser consumidas *in natura*.

Por outro lado, é importante mencionar que, muitas vezes, as PANCs ainda são confundidas com plantas não comestíveis. Assim, são coletadas e utilizadas plantas com propriedades tóxicas devido à presença de substâncias inadequadas para o consumo, mesmo após o cozimento, como é o caso do oxalato de cálcio, presente em várias plantas não comestíveis.

Algumas universidades, preocupadas com o tema em questão, têm aderido às iniciativas de incentivar a divulgação e o consumo desses ricos alimentos funcionais, como a Universidade do Vale do Itajaí (Univali), que implantou recentemente um horto medicinal, contemplando um espaço específico para as PANCs.

Nesse contexto, serão demonstradas as principais e mais utilizadas PANCs, suas utilizações e comprovadas ações medicinais e aspectos nutricionais, além de alguns exemplos de plantas similares às PANCs com comprovadas ações tóxicas.

PRINCIPAIS PANCs

CAPUCHINHA (*TROPAEOLUM MAJUS* L.; FAMÍLIA TROPAEOLACEAE) (FIGURA 9.1)

- Sinonímia popular

Chaguinha, nastúrcio, chagas, mastruço, agrião-do-méxico, capuchinho, capuchinha-grande, mastruço-do-peru, flor-de-sangue, flor-de-chagas, agrião-da-índia, cinco-chagas, capucine e alcaparra-de-pobre.[2]

- Uso culinário

As folhas e flores frescas da capuchinha são muito utilizadas na alimentação e vêm ganhando novos adeptos gradativamente. São aproveitadas especialmente em saladas, e foram apontadas como excelente fonte do carotenoide luteína. Os frutos são utilizados em conserva como substitutos das conhecidas alcaparras.

- Aspectos nutricionais

É considerada rica em vitamina C e minerais, como potássio, cálcio e zinco, além de compostos sulfurosos benéficos ao sistema imunológico.

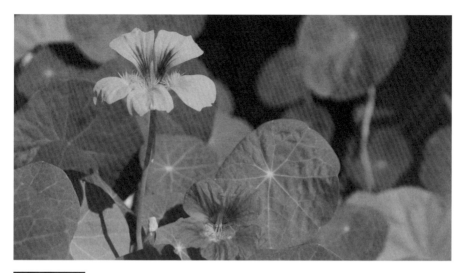

FIGURA 9.1
Capuchinha.
Ver imagens coloridas no encarte.
Fonte: Shutterstock/Fatima Gheller

- Indicação terapêutica

As folhas são empregadas popularmente para tratar doenças cardiovasculares, infecções do trato urinário, asma e constipação. Essa planta também é considerada antiescorbútica, antisséptica, diurética, digestiva, expectorante, fortificante dos cabelos e para o tratamento de afecções pulmonares, etc.

- Estudos químicos e biológicos[2,3]

A *Tropaeolum majus* possui um amplo espectro de efeitos farmacológicos e/ou biológicos, conforme demonstrado em ensaios experimentais *in vivo* e *in vitro*, destacando seus efeitos diuréticos, anti-hipertensivos, antimicrobianos, antioxidantes e anti-inflamatórios.

É importante destacar que os estudos sobre sua toxicologia foram indicativos de ausência de possíveis danos à saúde humana, porém deve ser evitado seu uso em mulheres grávidas, pois estudos sobre o tema ainda deverão ser continuados.

Na capuchinha, foram isoladas e identificadas várias substâncias, algumas consideradas princípios ativos com pronunciados efeitos biológicos: glicosinolatos (benzilglicosinolatos), como glucotropaeolina e sinalbina, triterpenos tetracíclicos, ácidos graxos (ácido erúcico, ácido oleico, ácido linoleico), ácido clorogênico, isotiocianato de benzila e flavonoides (isoquercetina, quercetina e caempferol, pelargonidina e epicatequina), além de outros compostos presentes em menor proporção.

- Curiosidades

Também é utilizada como ornamental em jardins e possui um óleo nas folhas que as torna "impermeáveis", sendo comum crianças brincarem de equilibrar gotas de água sob suas folhas.

ORA-PRO-NÓBIS (*PERESKIA ACULEATA* MILL.; FAMÍLIA CACTACEAE) (FIGURA 9.2)

- Sinonímia popular

Orabrobó, lobrobó, lobrobô, carne-de-pobre, groselha-da-américa, lobodo, roga-por--nós, rosa-madeira, jumbeba, azedinha, surucucu, lobolôbô, espinho-de-santo-antônio.

- Uso culinário

As folhas e flores são ingredientes usados em distintas receitas, incluindo sopas, omeletes, tortas e refogados. As folhas cruas são consumidas em saladas e, quando desidratadas e trituradas, enriquecem a farinha usada no preparo de massas e pães.

- Aspectos nutricionais

As folhas são ricas em vitaminas A, B e C e cálcio, e seu alto teor de ferro justifica seu uso contra anemia. As folhas secas também são ricas em proteínas e aminoácidos.

- Indicação terapêutica

Digestiva, tratamento de anemia, inflamações, doenças renais.

- Estudos químicos e biológicos[4-6]

Os extratos dessa planta foram efetivos contra parasitas, especialmente contra o *Trypanosoma cruzi*, agente causador da doença de Chagas, além de apresentarem efei-

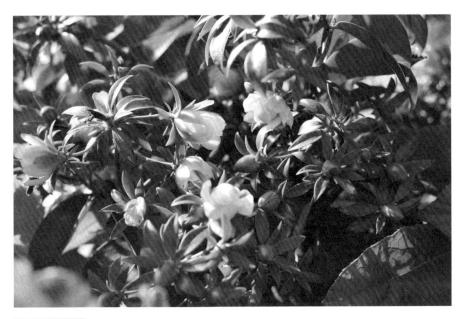

FIGURA 9.2
Ora-pro-nóbis.
Fonte: Shutterstock/Nancy Ayumi Kunihiro

tos contra fungos, bactérias e antiproliferativos contra algumas linhas celulares cancerígenas.

Muitos estudos químicos têm sido reportados para a ora-pro-nóbis, destacando-se o mais recente deles, que demonstrou que suas folhas são dotadas principalmente de derivados do ácido cafeico e flavonoides derivados de quercetina, canferol e isoramnetina, sendo o ácido caftárico o mais abundante (cerca de 50% do conteúdo fenólico), além de fitoesteroides e carotenos, muitas dessas substâncias com potencial terapêutico. Vários estudos experimentais verificaram o potencial farmacológico e/ou biológico dos principais compostos evidenciados nessa planta, incluindo efeitos anti-inflamatórios, antitumorais, antidiabéticos e anti-infecciosos.

- Curiosidades

O seu nome originou-se em Minas Colonial. As igrejas, na época, eram cercadas por essas plantas, que já eram conceituadas na culinária, porém os padres não permitiam sua colheita. Durante a longa reza do ora-pro-nóbis, mães mandavam seus filhos colherem as folhas antes do final da reza.

TAIOBA (XANTHOSOMA SAGITTIFOLIUM L. SCHOTT; FAMÍLIA ARACEAE) (FIGURA 9.3)

- Sinonímia popular

Orelha-de-elefante (quando usada como planta ornamental), macabo, mangará, mangará-mirim, mangareto, mangarito, taiova, taiá, yautia.

- Uso culinário

As folhas da taioba podem ser consumidas cozidas ou refogadas ou, ainda, adicionadas em preparações, como sopas, molhos e tortas. Suas raízes também são apreciadas na gastronomia.

- Aspectos nutricionais

As folhas possuem alto teor de vitamina A, sendo comprovada maior abundância do que na cenoura, no brócolis ou no espinafre. Além disso, possuem boa quantidade de ferro, potássio e amido, sendo indicadas para crianças, idosos, atletas, grávidas e mulheres que amamentam.

- Indicação terapêutica

Preparadas na forma de decocto, são atribuídas às folhas propriedades antianêmicas e tônicas. Também possuem indicações como digestivas e antioxidantes.

- Estudos químicos e biológicos[7,8]

Resultados experimentais indicaram que os componentes das folhas possuem elevada capacidade de ligação com os ácidos biliares (ABs) e alta fermentabilidade, sugerindo que a folha possui potencial para reduzir o risco de doenças cardiovasculares e câncer de colo. A planta também apresentou eficácia em testes contra distintos tipos de tumores, especialmente contra leucemia.

A fibra alimentar obtida da taioba apresenta polissacarídeos não amiláceos, oligossacarídeos resistentes à digestão e lignina. Os flavonoides derivados da apigenina glicosilada foram evidenciados como majoritários nas folhas dessa planta.

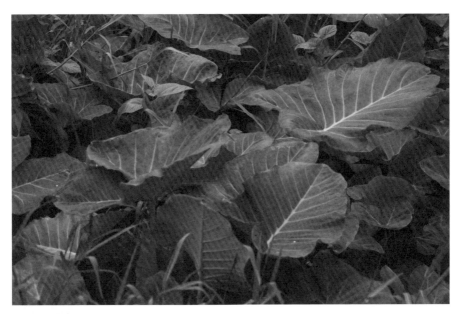

FIGURA 9.3
Taioba.
Fonte: Shutterstock/Miriana Stumpf Linck

- Curiosidades

Planta de difícil identificação, muito confundida com a taioba-brava (*Colocasia esculenta* [L.] Schott), que é tóxica pelo alto teor de oxalato de cálcio, causando fortes reações adversas. Na dúvida, não deve ser consumida, especialmente crua.

DENTE-DE-LEÃO (*TARAXACUM OFFICINALE* [L.] WEBER EX F.H. WIGG.; FAMÍLIA ASTERACEAE) (FIGURA 9.4)

- Sinonímia popular

Taráxaco, papai-careca, amor-de-homem, vovô-careca, amargosa, alface-de-cão, salada-de-toupeira, radite-bravo, chicória-silvestre, chicória-louca.

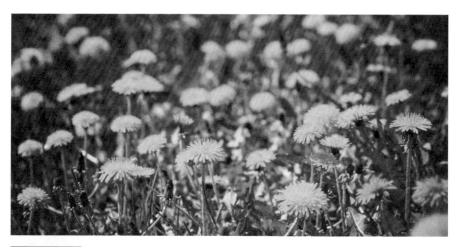

FIGURA 9.4
Dente-de-leão.
Fonte: Shutterstock/Kasabutskaya Nataliya

- Uso culinário

As folhas são refogadas ou utilizadas em saladas. São, ainda, usadas no preparo de croquetes, sopas, farofas e sucos mistos. O dente-de-leão desidratado é usado no preparo de chás, e suas flores e raízes também são comestíveis.

- Aspectos nutricionais

Possui baixas calorias, mas tem valor nutricional extremamente alto. O dente-de-leão é rico em vitaminas, minerais, proteínas e pectina, com alto teor de carotenoides. Contém vitamina C, riboflavina, vitamina B_6 e tiamina, além de cálcio, potássio, cobre, manganês e ferro.

- Indicação terapêutica

Para problemas digestivos e hepáticos em geral, como diurético e no tratamento de obesidade, diabetes, doenças reumáticas e inflamatórias, infecções e afecções renais.

- Estudos químicos e biológicos[9-11]

Estudos experimentais têm evidenciado que a planta possui pronunciados efeitos terapêuticos, destacando ações antivirais, antioxidantes, acaricidas, antimicrobianas, etc.

Terpenos, compostos fenólicos e flavonoides compõem cerca de 50% dos metabólitos secundários do dente-de-leão, destacando-se a presença de: terpenos, como taraxasterol, α- e β-amirina, lupeol, taraxerol e cicloartenol; compostos fenólicos, como ácido hidroxicinâmico, ácido chicórico, ácido clorogênico; e flavonoides, como luteolina, apigeninia e quercetina, além de derivados glicosilados.

- Curiosidades

Há uma crença de que quando suas sementes saem voando sem a ocorrência de vento, trata-se de um indicativo de chuva.

HIBISCO (*HIBISCUS SABDARIFFA* L.; FAMÍLIA MALVACEAE) (FIGURA 9.5)

- Sinonímia popular

Caruru-azedo, azedinha, quiabo-azedo, quiabo-róseo, quiabo-roxo, rosélia, vinagreira, agrião-de-guiné, caruru-da-guiné, graxa-de-estudante, groselha-flor-roxa, groselheira, hibiscus, pampola, pampulha, papoula, quiabo-azedo, quiabo-de-angola, quiabo-róseo, quiabo-roxo, rosela, rosele.

- Uso culinário

As flores do hibisco são usadas como temperos de carnes, aves e peixes ou outros alimentos. Também são usadas para chás, geleias, compotas e água aromatizada. Na gastronomia maranhense, é empregada para o preparo do famoso arroz de cuxá.

- Aspectos nutricionais

Considerada excelente agente antioxidante e rejuvenescedor, o hibisco auxilia no emagrecimento, estimulando o metabolismo e prevenindo o acúmulo de gordura no abdome e no quadril. Possui alto teor de ferro e baixas quantidades de gorduras totais, gorduras saturadas, gorduras *trans*, fibras alimentares e sódio.

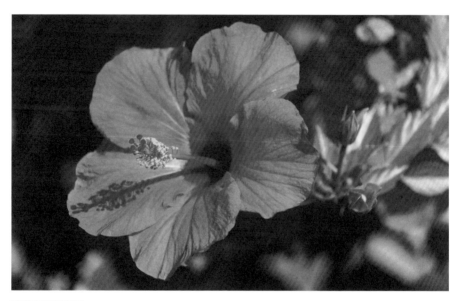

FIGURA 9.5
Hibisco.
Fonte: Shutterstock/Byron Ortiz

- Indicação terapêutica

O famoso chá de hibisco, preparado a partir das suas flores, possui várias indicações terapêuticas, incluindo processos inflamatórios, infecciosos e dolorosos, depressão, prevenção ao câncer e doenças relacionadas ao fígado, além de ser usado para reduzir a taxa de colesterol e a pressão arterial, etc.

- Estudos químicos e biológicos[12,13]

Os extratos obtidos a partir de diferentes partes da planta têm demonstrado efeitos medicinais promissores, incluindo efeitos analgésicos, anti-inflamatórios, antipiréticos, diuréticos, anticâncer, antiobesidade, anti-hipertensivos, anti-infecciosos, etc.

Entre as inúmeras substâncias já isoladas e/ou identificadas para a planta, destacam-se como majoritários alguns ácidos orgânicos (ácido cítrico, ácido hidroxicítrico e ácido hibisco), antocianinas, flavonoides glicosilados e agliconas (quercetina, luteolina e derivados), assim como compostos fenólicos em geral (ácido gálico, ácido clorogênico, ácido protocatético, etc.).

- Curiosidades

O hibisco pode ser utilizado como indicador de pH, alterando a cor de soluções ácidas para magenta/rosa-escuro e de soluções básicas para verde.

FOLHAS DA BATATA-DOCE (*IPOMOEA BATATAS* (L.) LAM.; FAMÍLIA CONVOLVULACEAE) (FIGURA 9.6)

- Sinonímia popular

Batata-da-terra, batata-da-ilha, jatica, ética.

- Uso culinário

Podem ser usadas em diferentes preparos, como omeletes, refogados, recheios de torta, pastéis, sopas e caldos, assim como para colorir massas de pães, nhoque, biscoitos, panquecas, sucos, etc.

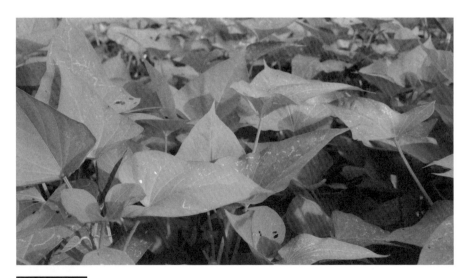

FIGURA 9.6
Folhas da batata-doce.
Fonte: Shutterstock/Aummarit

- Aspectos nutricionais

As folhas da batata-doce possuem cerca de três vezes mais nutrientes do que a própria batata-doce. São ricas em vitaminais e minerais.

- Indicação terapêutica

São utilizadas para o tratamento de processos inflamatórios, dolorosos, infecciosos e gastrintestinais.

- Estudos químicos e biológicos[14-16]

Tanto as folhas quanto as demais partes da batata-doce são conhecidas por suas comprovadas ações farmacológicas e/ou biológicas, incluindo propriedades anti-inflamatórias, antiúlcera, hipoglicêmicas, antimicrobianas, antiproliferativas, etc.

Das folhas da batata-doce, foram isolados os ácidos isoclorogênicos A-C, além de outros compostos fenólicos e antocianidinas.

- Curiosidades

As folhas são utilizadas, em alguns meios rurais, como antídoto para veneno ingerido pelos animais.

CORAÇÃO-DE-BANANEIRA (MUSA X PARADISIACA L.; FAMÍLIA MUSACEAE) (FIGURA 9.7)

- Sinonímia popular

Flor-de-bananeira, umbigo, mangará.

- Uso culinário

O coração-de-bananeira pode ser consumido cru (como salada) ou cozido (na forma de saladas, molhos ou sopas), ensopado/refogado, puro ou em recheios de tortas ou pastéis.

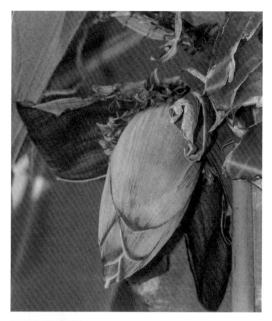

FIGURA 9.7
Coração-de-bananeira.
Fonte: Shutterstock/Nick Pecker

- Aspectos nutricionais

Considerado fonte importante de carboidratos, proteínas e minerais, é um promissor alimento no combate à fome.

- Indicação terapêutica

Indicado para o tratamento de úlceras, anemias, prisão de ventre, pressão alta, problemas respiratórios (asma, tosse), colesterol alto, infecções, etc.

- Estudos químicos e biológicos[17]

Os extratos obtidos da flor da bananeira foram efetivos como antioxidantes, hipoglicêmicos, antimicrobianos e anti-hemorrágicos.

Para a flor ou o coração-de-bananeira foram evidenciadas as presenças de alcaloides, flavonoides, terpenos, taninos, glicosídeos e saponinas.

- Curiosidades

A banana ou as espécies mais comuns delas são oriundas da África, Ásia e Oceania, mas se adaptaram muito bem no Brasil, onde vivem e se reproduzem na natureza como se fossem nativas.

PEIXINHO (*STACHYS BYZANTINA* K. KOCH; FAMÍLIA LAMIACEAE) (FIGURA 9.8)

- Sinonímia popular

Pulmonária, lambari, lambarizinho, orelha-de-lebre, orelha-de-cordeiro, peixe-de-pobre, peixinho-da-horta, peixe-frito, sálvia-peluda, língua-de-vaca.

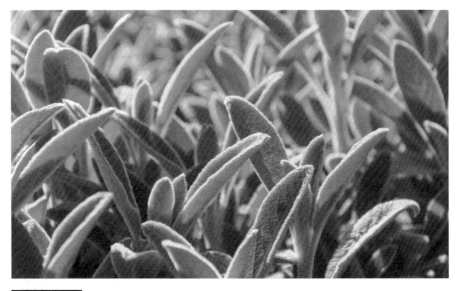

FIGURA 9.8
Peixinho.
Fonte: Shutterstock/All for you friend

- Uso culinário

Geralmente preparada à milanesa ou em omeletes, molhos e farofas.

- Aspectos nutricionais

Possui alto valor nutricional, constituindo excelente fonte de fibra alimentar. Suas folhas são ricas em óleos vegetais e minerais, especialmente potássio, cálcio e ferro.

- Indicação terapêutica

Tosse, irritação da faringe, indigestão, afecções dos pulmões, asma, bronquite, dores (na barriga, no corpo, na garganta), gripe, resfriado, próstata, pneumonia, inflamações.

- Estudos químicos e biológicos[18-20]

Os estudos realizados com diferentes extratos dessa planta têm indicado relevante potencial anti-inflamatório e inseticida, além de efeitos antioxidantes e ações preventivas contra diabetes.
    Quimicamente, foram descritos feniletanoides, flavonoides derivados da apigenina, ácidos graxos, diterpenos e esteroides.

- Curiosidades

Essa planta possui o nome popular de peixinho (e nomes relacionados) não só devido ao formato alongado da folha, mas principalmente pelo leve sabor de peixe quando empanada e frita.

CARÁ-MOELA (*DIOSCOREA BULBIFERA* L.; FAMÍLIA DIOSCOREACEAE) (FIGURA 9.9)

- Sinonímia popular

Inhame, cará, cará-do-ar, inhame-do-ar, cará-voador, cará-de-árvore, cará-taramela, cará-de-rama, cará-aéreo.

- Uso culinário

Consumida de forma similar à da batata inglesa tradicional: cozida, frita ou assada. Também usada no preparo de purês, ensopados, em pães e bolos, ou pode ser transformada em farinha. As inflorescências jovens podem ser consumidas cozidas como verdura, farofa e picles.

- Aspectos nutricionais

O cará-moela é rico em amido e glúten, além de possuir considerável presença de magnésio (3,96 ppm) e apresentar baixo teor de lipídeos (0,09%). Possui cerca de 11,3% de carboidratos, podendo substituir total ou parcialmente a farinha de trigo.

- Indicação terapêutica

Pode ser utilizada para o tratamento de várias patologias, incluindo processos inflamatórios, infecciosos e dolorosos, além de ser usada contra parasitas intestinais, úlceras, diabetes e câncer.

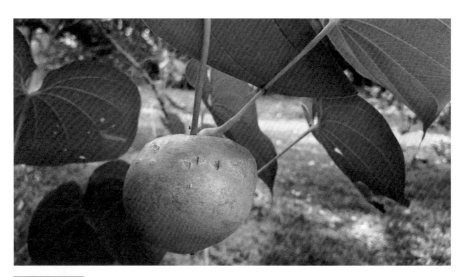

FIGURA 9.9
Cará-moela.
Fonte: Shutterstock/Rizki Rizki

- Estudos químicos e biológicos[21,22]

Apesar das várias propriedades medicinais indicadas para o cará-moela e as confirmações em modelos experimentais de diferentes partes da planta, poucos estudos químicos e farmacológicos/biológicos foram descritos para os bulbos, parte comestível, da *D. bulbifera*. Nesse contexto, destacam-se os efeitos antioxidantes, antidiabéticos e antimicrobianos para os extratos e frações obtidos dos bulbos. Em relação aos princípios ativos, a diosgenina, uma saponina esteirodal, foi encontrada como majoritária nos bulbos da planta.

- Curiosidades

Os bulbos devem ser consumidos quando caem da planta, pois se colhidos direto da fonte são duros e amargos.

TANCHAGEM (*PLANTAGO MAJOR* L.; FAMÍLIA PLANTAGINACEAE) (FIGURA 9.10)

- Sinonímia popular

Taiova, orelha-de-veado, tansagem, transagem, tanchá, sete-nervos, língua-de-vaca, plantagem.

- Uso culinário

Além do tradicional uso na forma de chás, suas folhas são utilizadas em molhos e guisados, bem como em sucos e saladas.

- Aspectos nutricionais

É considerada de alto valor nutricional, pois contém cerca de 7% de proteínas e 75% de amido, sendo rica em carboidratos, fósforo e vitamina B, incluindo B_1 (tiamina) e B_5 (niacina).

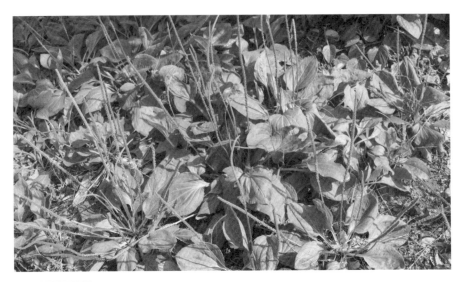

FIGURA 9.10
Tanchagem.
Fonte: Shutterstock/Ben Bryant

- Indicação terapêutica

É usada medicinalmente contra inúmeras patologias, incluindo inflamações, dores, infecções, afecções renais e respiratórias. Também é utilizada como cicatrizante e diurética.

- Estudos químicos e biológicos[23,24]

Planta com reputadas propriedades medicinais, muitas delas confirmadas em estudos experimentais, incluindo efeitos antiúlcera, anti-inflamatórios, antidiarreicos, analgésicos, antidiabéticos, antioxidantes, antibacterianos e antivirais, entre outros.

Vários princípios ativos foram isolados e identificados, incluindo derivados do ácido cafeico, ácidos graxos, flavonoides, iridoides glicosilados, terpenoides e alcaloides.

- Curiosidades

Usada desde a Idade Média como um poderoso remédio, chegou ao Brasil por meio das primeiras navegações oriundas da Europa, e adaptou-se muito bem ao solo brasileiro.

PLANTAS TÓXICAS CONFUNDIDAS COM PANCs: ALGUNS EXEMPLOS

Antes do uso de uma PANC com finalidade culinária, recomenda-se buscar informações sobre a planta selecionada, pois muitas podem ser confundidas com plantas com potencial tóxico ou devem ser cozidas antes do consumo para eliminação de possíveis substâncias tóxicas.

Um dos casos emblemáticos que cabe destacar é a taioba. Além da taioba-mansa (comestível) poder ser confundida facilmente com outras espécies de taiobas venenosas, como a taioba-brava (*Colocasia antiquorum* Schott), que possuem alto teor de oxalato de cálcio, ela também pode ser confundida com outras plantas com folhas similares, como a couve-do-mato (*Nicotiana glauca* Graham), que pode causar danos irreversíveis à saúde (p. ex., transtornos no sistema nervoso central, problemas cardiorrespiratórios, etc.), podendo inclusive levar a óbito em função da presença de alcaloides altamente tóxicos e nocivos à saúde, como a anabasina e a nicotina.

Deve-se, também, tomar muito cuidado com o uso de outras PANCs que podem ser confundidas com outras plantas similares e que ocorrem com frequência nos jardins com finalidades de ornamentação e nos quintais junto com ervas daninhas, aos matos comuns e até mesmo junto com outras PANCs efetivas.

Nesse contexto, cabe mencionar algumas mais comuns, como a comigo-ninguém-pode (*Dieffenbachia picta* Schott), o copo-de-leite (*Zantedeschia aethiopica* [L.] Spreng), o rabo-de-arara (*Euphorbia pulcherrima* Willd. ex Klotzsch), a coroa-de-cristo (*Euphorbia milii* Des Moul.), o avelós (*Euphorbia tirucalli* L.), a espirradeira (*Nerium oleander* L.), a mamona (*Ricinus communis* L.), a begônia (*Begonia elatior* Hort. ex Steud), o antúrio (*Anthurium andraeanum* Linden ex André), entre muitas outras.[25]

CONSIDERAÇÕES FINAIS

Diante das evidências demonstradas, é inquestionável a importância das plantas alimentícias não convencionais (PANCs) não apenas com finalidades alimentícias, mas como fontes de princípios ativos naturais para diferentes e relevantes perspectivas terapêuticas.

Muitos habitantes de centros urbanos ainda não estão familiarizados com as PANCs, sendo estas muito mais difundidas em áreas rurais. Contudo, gradativamente, o uso dessas plantas vem se expandindo e ganhando novos adeptos nos aspectos culinário, nutricional, medicinal e econômico. No entanto, ações educacionais que viabilizem a conscientização e a sensibilização da importância das PANCs para a sociedade ainda são incipientes no Brasil.

Por outro lado, é sempre pertinente o alerta para o uso correto das PANCs a fim de evitar riscos de ingestão de plantas morfologicamente semelhantes, mas com propriedades tóxicas, algumas causando danos irreversíveis à saúde e até mesmo levando a óbitos.

REFERÊNCIAS

1. Barreira TF, Paula Filho GX, Rodrigues VCC, Andrade FMC, Santos RHS, Priore SE, et al. Diversidade e equitabilidade de plantas alimentícias não convencionais na zona rural de Viçosa, Minas Gerais, Brasil. Rev Bras Plantas Med. 2015;17(4):964-74.
2. De Barros, M. Composição química e avaliação do potencial farmacológico de Solidago chilensis e Tropaeolum majus [dissertação]. Itajaí: Universidade do Vale do Itajaí; 2015.
3. Brondani JC, Cuelho CHF, Marangoni LD, De Lima R, Guex CG, Bonilha IF, et al. Traditional usages, botany, phytochemistry, biological activity and toxicology of Tropaeolum majus L.: a review. Bol Latinoam Caribe Plantas Med Aromát. 2016;15(4):264-73.
4. Pinto NCC, Scio E. The biological activities and chemical composition of Pereskia species (Cactaceae): a review. Plants Foods Hum Nutr. 2014;69(3);189-95.
5. Souza LF, Caputo L, De Barros IBI, Fratianni F, Nazzaro F, De Feo V. Pereskia aculeata Muller (Cactaceae) leaves: chemical composition and biological activities. Int J Mol Sci. 2016;17(9):1478.
6. Garcia JAA, Corrêa RCG, Barros L, Pereira C, Abreu RMV, Alves MJ, et al. Phytochemical profile and biological activities of 'Ora-pro-nobis' leaves (Pereskia aculeata Miller), an underexploited superfood from the Brazilian Atlantic Forest. Food Chem. 2019;294:302-8.
7. Jackiz, EA. Taioba (Xanthosoma sagittifolium) = composição química e avaliação das propriedades funcionais in vivo [tese]. Campinas: Unicamp; 2013.
8. Caxito ML, Correia RR, Gomes AC, Justo G, Coelho MG, Sakuragui CM, et al. In vitro antileukemic activity of Xanthosoma sagittifolium (Taioba) leaf extract. Evid Based Complement Alternat Med. 2015;2015:384267.
9. Schütz K, Carle R, Schieber A. Taraxacum: a review on its phytochemical and pharmacological profile. J Ethnopharmacol. 2006;107(3):313-23.
10. Martinez M, Poirrier P, Chamy R, Prüfer D, Schulze-Gronover C, Jorquera L, et al. Taraxacum officinale and related species: an ethnopharmacological review and its potential as a commercial medicinal plant. J Ethnopharmacol. 2015;169:244-62.
11. Sharifi-Rad M, Roberts TH, Matthews KR, Bezerra CF, Morais-Braga MFB, Coutinho HDM, et al. Ethnobotany of the genus Taraxacum-Phytochemicals and antimicrobial activity. Phytother Res. 2018;32(11):2131-45.
12. Rocha IDC, Bonnländer B, Sievers H, Pischel I, Heinrich M. Hibiscus sabdariffa L.: a phytochemical and pharmacological review. Food Chem. 2014;165:424-43.
13. Riaz G, Chopra R. A review on phytochemistry and therapeutic uses of Hibiscus sabdariffa L. Biomed Pharmacother. 2018;102:575-86.
14. Panda V, Sonkamble M. Phytochemical constituents and pharmacological activities of Ipomoea batatas (Lam): a review. Int J Res Phytochem Pharmacol. 2012;2(1):25-34.
15. Meira M, Silva EP, David JM, David JP. Review of the genus Ipomoea: traditional uses, chemistry and biological activities. Rev Bras Farmacogn. 2012;22(3):682-713.
16. Su X, Griffin J, Xu J, Ouyang P, Zhao Z, Wang W. Identification and quantification of anthocyanins in purple-fleshed sweet potato leaves. Heliyon. 2019;5(6):e01964.
17. Lavanya K, Abi Beaulah G, Vani G. Musa paradisiaca: a review on phytochemistry and pharmacology. J Pharm Med Res. 2016;2(6):163-73.
18. Uritu CM, Mihai CT, Stanciu GD, Dodi G, Stratulat TA, Luca A, et al. Medicinal plants of the family Lamiaceae in pain therapy: a review. Pain Res Manag. 2018;2018:7801543.
19. Aminfar P, Abtahi M, Parastar H. Gas chromatographic fingerprint analysis of secondary metabolites of Stachys lanata (Stachys byzantine C. Koch) combined with antioxidant activity modelling using multivariate chemometric methods. J Chromatogr A. 2019;1602:432-40.
20. Asnaashari S, Delazar A, Alipour SS, Nahar L, Williams AS, Pasdaran A, et al. Chemical composition, free-radical-scavenging and insecticidal activities of the aerial parts of Stachys byzantine. Arch Biol Sci. 2010;62:653-62.
21. Ghosh S, Derle A, Ahire M, More P, Jagtap S, Phadatare SD, et al. Phytochemical analysis and free radical scavenging activity of medicinal plants Gnidia glauca and Dioscorea bulbifera. PLoS ONE. 2013;8(12):e82529.
22. Ghosh S, Parihar VS, More P, Dhavale DD, Chopade BA. Phytochemistry and therapeutic potential of medicinal plant: Dioscorea bulbifera. Med Chem. 2015;5:154-9.
23. Samuelsen AB. The traditional uses, chemical constituents and biological activities of Plantago major L.: a review. J Ethnopharmacol. 2000;71(1-2):1-21.
24. Adom MB, Taher M, Mutalabisin MF, Amri MS, Abdul Kudos MB, Wan Sulaiman MWA, et al. Chemical constituents and medical benefits of Plantago major. Biomed Pharmacother. 2017;96:348-60.
25. Campos SC, Silva CG, Campana PRV, Almeida VL. Toxicidade de espécies vegetais. Rev Bras Pl Med. 2016;18(1):373-82.

10
FITOTERAPIA NA SAÚDE PÚBLICA:
PANORAMA ATUAL

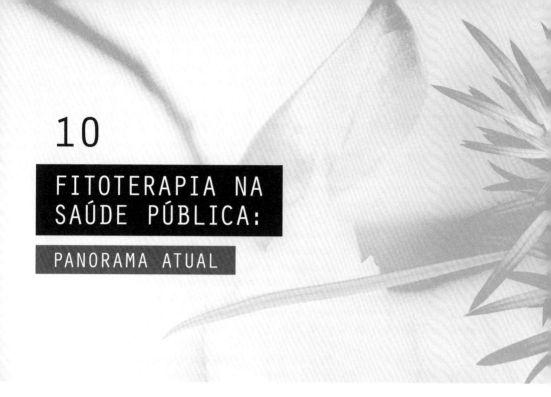

A utilização de plantas medicinais e seus produtos (fitoterápicos) na saúde pública tem aumentado consideravelmente no Brasil nos últimos anos, especialmente pela adoção de políticas públicas, comprovação da eficácia e segurança diante das mais diferentes patologias e maior difusão das informações. Neste capítulo, serão abordados alguns exemplos práticos e cuidados inerentes ao uso desses produtos.

BIODIVERSIDADE COMO FONTE DE MEDICAMENTOS: ESTADO DE ARTE

Desde a antiguidade, a biodiversidade, especialmente a de plantas superiores, é utilizada pela humanidade como alternativa para o tratamento de patologias, das mais simples às mais complexas. Muitos medicamentos, alguns utilizados atualmente, provêm daquela época, como a emetina (1817), a colchicina (1820), a quinina (1820), a atropina (1831), a morfina (1832), a efedrina (1887), etc.[1]

Nos tempos atuais, com a modernização e o aperfeiçoamento dos estudos científicos a partir da implantação de novas e efetivas técnicas experimentais e de equipamentos cada vez mais resolutivos, a biodiversidade continua a ser explorada como potencial fonte de novos agentes terapêuticos. Acredita-se que cerca de 70% de todos os medicamentos disponíveis no mercado farmacêutico mundialmente estão relacionados, direta ou indiretamente, com os produtos naturais, sobretudo plantas terrestres.[2-4]

Em relação ao termo fitoterapia, compreende-se como um recurso de prevenção e tratamento de doenças à base de plantas medicinais, cujos princípios ativos são capazes de curar e prevenir diversas doenças, sendo caracterizados por sua eficácia, segurança, constância de qualidade e validados por evidências documentais e/ou experimentais.[3,5]

Estima-se que aproximadamente 80% da população utilizem plantas indicadas pela medicina tradicional para o cuidado primário à saúde.[3,6] Por outro lado, é importante destacar que, em função do desconhecimento ou de poucas orientações, um enorme contingente de pessoas acaba utilizando plantas com potencial tóxico, causando problemas graves à saúde, levando muitas vezes a óbito. Além disso, o uso indiscriminado de plantas pode causar interações medicamentosas e intoxicações. Portanto, além dos danos à saúde, inevitavelmente situações dessa natureza ocasionam danos à economia do País.

Nesse contexto, torna-se cada vez mais relevante o incentivo às ações educacionais que visem difundir não apenas a importância das plantas pelo seu potencial terapêutico e fonte de novos agentes medicinais, mas também que sensibilizem as pessoas a tomarem cuidados e buscarem mais informações para seus usos com finalidades terapêuticas. A literatura científica é muito rica em informações dessa natureza, abordando os principais tipos de plantas com potencial tóxico, seus sintomas após ingestão e/ou contato, além de eventuais tratamentos de desintoxicação.[7,8]

Este capítulo irá abordar alguns exemplos práticos sobre o uso da fitoterapia na saúde pública no País, além de alguns cuidados e estratégias na utilização de plantas e/ou fitoterápicos.

FITOTERAPIA: ASPECTOS CONCEITUAIS E GERAIS

A fitoterapia, compreendida como o tratamento de patologias por meio do uso de plantas superiores (ou terrestres) como matéria-prima, em distintas formulações, é considerada uma das mais antigas práticas da medicina, embora não seja considerada uma especialidade da medicina.[9] A efetividade comprovada no tratamento de doenças (desde as mais simples até as mais complexas) por meio de experimentos pré-clínicos e clínicos tem ocasionado um aumento gradativo no consumo de fitoterápicos e maior confiança e popularidade em relação à sociedade e aos profissionais de saúde, especialmente médicos.[3,10]

Segundo dados da literatura,[10,11] as possíveis formas de regulamentação para os fitoterápicos incluem plantas medicinais, drogas vegetais notificadas, medicamentos fitoterápicos industrializados ou manipulados, e, fora da área farmacêutica, as plantas medicinais possuem possibilidade de uso como cosmético ou alimento. No caso da legislação e do controle de qualidade de medicamentos fitoterápicos nos países do Mercosul, é importante mencionar que somente o Brasil e a Argentina possuem resoluções específicas sobre as etapas de produção e o controle de qualidade de medicamentos fitoterápicos.[12]

Na academia, a inserção da fitoterapia tem ocorrido por meio dos diversos cursos de graduação e pós-graduação (especialmente mestrado e doutorado) na área da saúde, além de cursos curtos de extensão e palestras e cursos em eventos científicos, estimulando a disseminação desse tema e aprofundando o conhecimento dos estudantes e da comunidade em geral com o devido respaldo científico.[3,13]

Por outro lado, em relação ao Brasil como um todo, a fitoterapia está em constante crescimento, e inúmeros programas ou projetos já foram implantados ou estão em fase de implantação, visando facilitar o acesso da população às plantas medicinais e aos fitoterápicos, cujas alternativas terapêuticas tornam-se mais acessíveis à população de menor renda.[14]

É importante ressaltar que a popularização cada vez mais acentuada do uso das famosas *garrafadas*, que vem crescendo a passos largos e ganhando adeptos de forma surpreendente, é preocupante. Embora sejam muitas vezes efetivas para o tratamento de determinadas patologias, a eficácia e a segurança ficam comprometidas em função da inexistência de um controle de qualidade efetivo, restando várias dúvidas sobre a própria idoneidade das preparações e dos fornecedores. Nesse viés, geralmente as plantas (e suas respectivas partes utilizadas) que compõem a garrafada são omitidas, dificultando a busca de informações na literatura para confirmação de estudos experimentais que comprovem a eficácia e a própria segurança, já que existem relatos de inclusão de plantas com potencial tóxico entre as plantas possivelmente benéficas. Assim, cabe mais uma vez enfatizar que existem inúmeras plantas (ver Capítulo 3) que são extremamente tóxicas, podendo causar danos irreversíveis à saúde e até mesmo levar a óbitos.

Outro fator importante que necessita de atenção é o veículo de preparação, o qual, na maioria das vezes, é uma bebida alcoólica, que também pode prejudicar a saúde. Assim, mesmo considerando que a *garrafada* atue no organismo pelo princípio da sinergia, um dos pilares da fitoterapia, deve-se evitar seu uso, uma vez que a literatura está repleta de exemplos negativos relacionados à intoxicação e a óbitos por plantas muitas vezes confundidas como "medicinais".[3]

O USO DE PLANTAS MEDICINAIS E FITOTERÁPICOS NO SISTEMA ÚNICO DE SAÚDE (SUS)

O Brasil tem dado especial atenção ao uso de plantas medicinais e fitoterápicos na saúde pública por meio de duas políticas nacionais de incentivo: Política Nacional de Plantas Medicinais e Fitoterápicos (PNPMF) e Política Nacional de Práticas Integrativas e Complementares (PNPIC), que definem as diretrizes da fitoterapia no Sistema Único de Saúde (SUS). Essas políticas visam garantir à população brasileira o acesso seguro e o uso racional de plantas medicinais e fitoterápicos, promovendo o uso sustentável da biodiversidade e o desenvolvimento da cadeia produtiva e da indústria nacional.[15] Essas políticas são essenciais para o País, principalmente se considerarmos sua vasta biodiversidade, com cerca de 20 a 22% do total global, e a ocorrência de mais de 45 mil espécies de plantas superiores/terrestres (ou muito mais, pois faltam estudos confirmatórios que indiquem a quantidade exata ou mais aproximada de espécies no País).[16]

O uso da fitoterapia no SUS ou nos sistemas de saúde municipais permite importantes benefícios para a sociedade, pois além da eficácia e da segurança comprovadas, o custo é muito menor em relação aos medicamentos alopáticos. Como fatores adicionais, mencionam-se os menores efeitos colaterais das plantas/fitoterápicos e a histórica credibilidade e confiança da sociedade nas plantas medicinais como alternativas terapêuticas.

Esses fatores têm incentivado o governo a investir em programas que usem as plantas medicinais ou os fitoterápicos como alternativa terapêutica.

Segundo os dados do Ministério da Saúde, entre 2013 e 2015 ocorreu um impactante crescimento (161%) em relação aos tratamentos à base de plantas medicinais e medicamentos fitoterápicos no SUS. O Ministério da Saúde investiu, desde 2012, mais de R$ 30 milhões em 78 projetos com plantas medicinais e fitoterápicos no âmbito do SUS, compreendendo 31 iniciativas de arranjo produtivo local, 44 de assistência farmacêutica e 3 de desenvolvimento e registro sanitário de medicamentos fitoterápicos da Relação Nacional de Medicamentos Essenciais (Rename) por laboratórios oficiais públicos.[17]

Dados mais recentes[15] indicam que, atualmente, há registro de 2.160 Unidades Básicas de Saúde (UBSs) que disponibilizam fitoterápicos ou plantas medicinais. Dessas UBSs, 260 disponibilizam planta *in natura*; 188, a droga vegetal; 333, o fitoterápico manipulado; e 1.647, o fitoterápico industrializado. Os dados apresentados também indicam que a fitoterapia é praticada por 1.457 equipes de saúde, e a Farmácia Viva está instalada em 80 municípios, incluindo o município de Itajaí, no Estado de Santa Catarina, que será tema de discussão posteriormente. No ano de 2017, foram registrados 66.445 atendimentos de fitoterapia em 1.794 estabelecimentos da Atenção Básica, distribuídos em 1.145 municípios, segundo dados do Sistema de Informação em Saúde para a Atenção Básica (SISAB).

O SUS oferta à população, com recursos da União, dos Estados e Municípios, 12 medicamentos fitoterápicos. Eles constam na Rename (ver Lista 2) e são indicados, por exemplo, para uso ginecológico, tratamento de queimaduras, auxiliares terapêuticos de gastrite e úlcera, assim como para artrite e osteoartrite.[15]

As Secretarias de Saúde municipais e estaduais devem informar, ao Ministério da Saúde, as entradas, saídas e dispensações de medicamentos, entre eles os fitoterápicos, por meio do envio do conjunto de dados do Sistema Nacional de Gestão da Assistência Farmacêutica (Hórus) ou de sistema próprio, por meio do WebService, conforme a Portaria GM/MS nº 271/2013, que institui a Base Nacional de Dados de ações e serviços da Assistência Farmacêutica e regulamenta o conjunto de dados, fluxo e cronograma de envio referente ao Componente Básico da Assistência Farmacêutica no âmbito do SUS.

FITOTERAPIA AVANÇADA

Porém, segundo dados oficiais, nem todas as Secretarias de Saúde do Brasil encaminham esses dados ao Ministério da Saúde.[15]

Conforme as informações recebidas e divulgadas de 25 Unidades da Federação (UFs),[15] as entradas e o total de saídas, considerando dispensação e perdas, no período de 2012 a novembro de 2018, podem ser visualizadas nos gráficos da Figura 10.1.

Mesmo com o crescimento demonstrado no âmbito público nacional, o fortalecimento da fitoterapia na atenção básica à saúde ainda necessita de maior apoio, atenção e aceitação por parte dos profissionais das equipes de Estratégia Saúde da Família (ESF), e que estes sejam continuamente capacitados.[18]

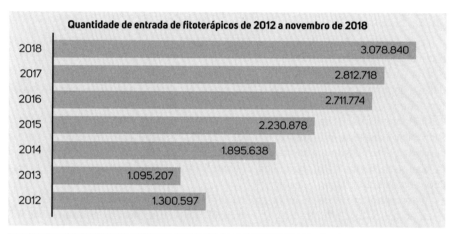

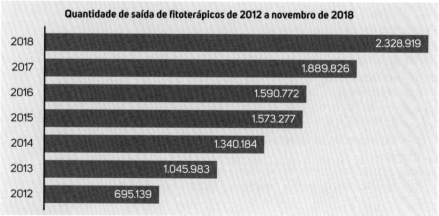

FIGURA 10.1

Quantidade de entradas e saídas de fitoterápicos de 2012 a novembro de 2018.
Fonte: Brasil.[15]

Além das iniciativas supramencionadas, outras importantes estratégias governamentais visando ao estímulo ao uso de plantas medicinais e fitoterápicos foram implementadas ao longo do tempo:[9,19]

- Programa de Pesquisa de Plantas Medicinais da Central de Medicamentos (CEME) (1982-1997);
- 1ª Conferência Nacional de Medicamentos e Assistência Farmacêutica (2005);
- Política Nacional de Plantas Medicinais e Fitoterápicos (2006);
- Farmácia Viva no SUS (2010);
- Formulário de Fitoterápicos da Farmacopeia Brasileira (Anvisa, 2011);
- Política e Programa Nacional de Plantas Medicinais e Fitoterápicos (2016);
- Farmacopeia Brasileira, 6ª edição (Anvisa, 2019).

O Programa Farmácia Viva, um dos pioneiros a inserir o uso de plantas medicinais na saúde pública, foi instituído em 1983 pelo professor Francisco José de Abreu Matos, da Universidade Federal do Ceará (UFC), sendo inicialmente referência no Nordeste e depois difundido em todo o País, tendo excelente aceitação e possibilidades terapêuticas.[5]

O Memento Fitoterápico da Farmacopeia Brasileira, um dos Compêndios da Farmacopeia Brasileira, foi lançado em 2016. Ele é um importante documento para a consulta por profissionais de saúde prescritores, com objetivo de orientar a prescrição de plantas medicinais e fitoterápicos, utilizando monografias de distintas espécies vegetais com comprovação científica.[20]

O documento contém 28 monografias com informações detalhadas sobre a família, a nomenclatura popular e a parte utilizada da planta, além de contraindicações, precauções de uso, efeitos adversos, interações medicamentosas, vias de administração e posologia. Das 28 monografias, 17 estão na Relação Nacional de Plantas Medicinais de Interesse ao SUS (Renisus).[21]

Em 2016, quando foram comemorados os 10 anos da implantação da Política Nacional de Plantas Medicinais e Fitoterápicos (PNPMF) e da Política Nacional de Práticas Integrativas e Complementares (PNPIC) no SUS, foi lançada a Política e o Programa Nacional de Plantas Medicinais e Fitoterápicos, tendo como principais objetivos:

- garantia à população de acesso seguro e uso racional de plantas medicinais e fitoterápicos;
- promoção do uso sustentável da biodiversidade; e
- desenvolvimento da cadeia produtiva e da indústria nacional.[22]

Recentemente (2019), foi lançada pela Agência Nacional de Vigilância Sanitária (Anvisa) a sexta edição da Farmacopeia Brasileira, contendo 83 monografias de plantas medicinais e mais de 60 preparações vegetais.[23]

PROGRAMAS DE PLANTAS MEDICINAIS E FITOTERÁPICOS: ESTADO DE ARTE NO PAÍS

A implantação da Política Nacional de Plantas Medicinais e Fitoterápicos, em 2006, ocasionou um crescente aumento na oferta da fitoterapia nos serviços de saúde públicos, refletindo em significativo aumento do número de profissionais que se interessam e utilizam (prescrevem) a fitoterapia como alternativa terapêutica.[5,9]

Estudos anteriores[24] indicavam um significativo incremento, no Brasil, em relação ao uso da fitoterapia na atenção primária à saúde, estando a fitoterapia presente em muitas localidades de diferentes regiões do País, ressaltando que essa inserção é feita em razão de vários aspectos, incluindo aumento dos recursos terapêuticos, resgate dos saberes populares, preservação da biodiversidade, educação ambiental, popular e agroecológica e desenvolvimento social. Ela também tem contribuído, de forma relevante, para difundir os resultados científicos entre a população, proporcionando uma visão mais crítica em relação ao uso de plantas medicinais e fitoterápicos, além de alertar sobre o uso incorreto de algumas plantas com potencial tóxico.

Por outro lado, evidenciou-se a falta de continuidade e incentivo de algumas prefeituras, cujas políticas públicas não priorizam o tratamento com plantas medicinais e medicamentos fitoterápicos, levando à desativação de alguns programas ou projetos.[25]

A seguir, serão enfatizados alguns exemplos em vários estados brasileiros sobre a implantação de programas ou projetos relacionados ao uso de plantas medicinais e fitoterápicos na saúde pública.

O Programa Estadual de Fitoterapia no Ceará, por exemplo, elencava 40 municípios aderindo ao programa de fitoterapia na atenção primária à saúde, com mais de 70% de prescrições de fitoterápicos. O Programa Farmácia Viva, também no Ceará, produzia 15 tipos de medicamentos fitoterápicos, com taxa superior a 70% dos totais das prescrições, constituindo-se bons e promissores exemplos do êxito do uso de plantas medicinais.

Outro interessante exemplo ocorre na cidade de Toledo, no Paraná, onde a Secretaria Municipal de Saúde produz e distribui as plantas medicinais e os medicamentos fitoterápicos para a comunidade dentro das unidades de saúde.[25]

Em Santa Catarina, vários municípios (incluindo Joinville, Chapecó, Balneário Camboriú e Itajaí) já adotam ou estão em vias de implantação de Programas de Plantas Medicinais e Fitoterápicos. A Universidade do Vale do Itajaí (Univali), que atua na pesquisa de plantas medicinais há mais de 20 anos, implantou recentemente (novembro de 2019) um projeto relevante, utilizando sua experiência e infraestrutura disponível para criar um horto medicinal com espaço para atividades de ensino, pesquisa e extensão, além de possibilitar a visitação da população. O horto (Figura 10.2) conta com plantas medicinais selecionadas aprovadas para uso terapêutico, plantas em fase de estudo científico, plantas alimentícias não convencionais (PANCs) e plantas comprovadamente tóxicas, além da produção de mudas de plantas medicinais para distri-

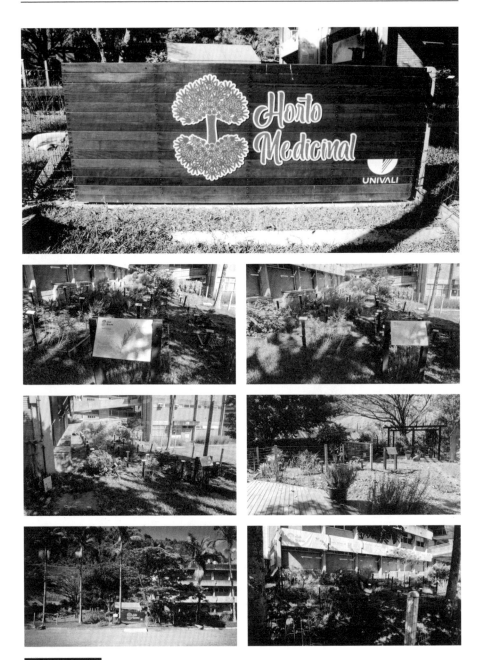

FIGURA 10.2

Vista parcial do horto medicinal Univali, no *campus* da Univali (Itajaí, SC).
Fonte: Fotografias gentilmente cedidas por Cleiton Marcos de Oliveira.

buição e possível replicação do projeto em outros *campi* da universidade e/ou outros municípios para uso no sistema público de saúde.

Muitas outras iniciativas similares têm sido desenvolvidas em outras partes do País, incorporando a fitoterapia nos sistemas de saúde e no SUS, em muitos casos com o apoio e a assessoria de universidades e Conselhos Federais ou Regionais.

PROGRAMA FARMÁCIA VIVA: O EXEMPLO DA UNIVALI E DA PREFEITURA DE ITAJAÍ, SC

O Programa Farmácia Viva, atrelado à Política Nacional de Plantas Medicinais e Fitoterápicos, visa garantir o acesso à fitoterapia a toda a sociedade por meio do Sistema Único de Saúde (SUS). No município de Itajaí, o projeto foi recentemente aprovado, envolvendo a parceria entre a Secretaria Municipal de Saúde e a Universidade do Vale do Itajaí (Univali) (Portaria nº 3.483, Chamada Pública nº 1/2017) no âmbito da extensão universitária.

Entre as etapas para a implantação do programa, destacam-se a seleção das plantas medicinais e o estabelecimento dos parâmetros a serem considerados no controle de qualidade. O referido projeto pretende estabelecer as especificações e elaborar os documentos para realizar o futuro controle de qualidade. Nesse contexto, foram selecionadas consagradas espécies medicinais, sendo três com potencial uso externo (*Calendula officinalis* L., calêndula; *Symphytum officinale* L., confrei; e *Aloe vera* (L.) Burm.f., babosa) e três para uso interno (*Mikania laevigata* Sch. Bip. ex Baker, guaco; *Melissa officinalis* L., melissa; e *Maytenus ilicifolia* Mart. ex Reissek, espinheira-santa). Os critérios de seleção incluíram a presença na lista de plantas medicinais de interesse para o SUS, facilidade de cultivo e coleta no local de implantação da Farmácia Viva, uso popular disseminado na região, existência de monografias farmacopeicas ou presença no Memento de Fitoterápicos da Anvisa.

Além disso, na fase de mapeamento da situação da fitoterapia na prática clínica no município de Itajaí, entre as plantas mais citadas por médicos e enfermeiros das unidades básicas de saúde, destacaram-se a malva, o maracujá, a valeriana, o ginkgo e a cidreira, normalmente manipulados em cápsulas em dosagens recomendadas, bem como em forma de chás, prescritos por médicos, enquanto os enfermeiros prescrevem mais chás, como boldo, cidreira e malva. Essa pesquisa, em particular, realizada em 2017 e 2018, é resultado de um trabalho de conclusão de curso de especialização em Fitoterapia Clínica da Univali, e apontou também para a necessidade de formação mais específica para a prescrição de plantas medicinais e fitoterápicos.

Dessa forma, em 2019, foi ofertado para todos os profissionais médicos e não médicos, assim como para os agentes comunitários de saúde e técnicos em saúde, o Curso de Uso Racional de Plantas Medicinais e Fitoterápicos, com auxílio do Pró-PET-Saúde, um programa interministerial que tem apoiado a aproximação da formação acadêmica com o cenário de práticas, com ênfase na interprofissionalidade e integralidade do cuidado.

Nesse contexto, o Programa Farmácia Viva está intimamente vinculado como prática de cuidado no âmbito do ensino, da pesquisa e da extensão universitária, fortalecendo as práticas para formação profissional, mais humanizadas e integradas com as necessidades da população que será futuramente beneficiada com esses serviços. No âmbito da extensão universitária, destaca-se o apoio do programa de extensão Plante Saúde, que participa ativamente das etapas de educação em saúde, especialmente por meio da implantação de hortas nas Unidades Básicas de Saúde e da divulgação da Farmácia Viva, dando suporte aos profissionais de saúde e aprimorando o serviço de atendimento à população.

O projeto em questão já foi iniciado e tem algumas etapas definidas, incluindo o modelo para a ficha de especificação, boletim de análise, Procedimento Operacional Padrão (POP) e formulário para cada uma das espécies. Esses documentos servirão de base para a implantação do controle de qualidade, assegurando que as drogas vegetais a serem utilizadas no Programa Farmácia Viva cumpram com os requisitos de qualidade para serem usadas na forma de chá medicinal, bem como para servir de insumo para a elaboração de futuros fitoterápicos em distintas formulações.

Considerando que o compromisso final do projeto consiste na oferta de plantas medicinais e fitoterápicos manipulados para a população de Itajaí, a disponibilidade do insumo vegetal, preferencialmente oriundo de cultivo orgânico, torna-se fundamental. Assim, já foi iniciado o levantamento de fornecedores, no Estado de Santa Catarina, das espécies inicialmente selecionadas para serem disponibilizadas para a população na forma de chá medicinal e de fitoterápicos de uso tópico (calêndula, confrei e babosa) e de uso interno (guaco, melissa e espinheira-santa). Foram realizados levantamentos por comunicação pessoal e na *web* (critérios de inclusão: localização em Santa Catarina, apresentação de informações sobre o certificado de agricultura orgânica, origem do cultivo – próprio ou terceirizado – quantidade e tipo de embalagem, laudos ou certificados de análise). Os fornecedores selecionados serão consultados quanto ao detalhamento das espécies disponíveis, ao estado de apresentação para a distribuição (*in natura* ou seca), à parte da planta e ao atendimento dos critérios de inclusão. Até o momento, já foram identificados sete potenciais fornecedores localizados nas cidades de Xanxerê (2), Santo Amaro da Imperatriz, Petrolândia, São Bento do Sul, Florianópolis e Rancho Queimado. O levantamento realizado por contato pessoal, nas proximidades do município de Itajaí, identificou produtores orgânicos em Camboriú com certificação orgânica, e em Itajaí em fase de certificação. Esse levantamento servirá de base para o levantamento do custo e da disponibilidade das drogas vegetais para futura aquisição, análise da qualidade e processamento do chá medicinal e fitoterápicos.

PRINCIPAIS PLANTAS MEDICINAIS PARA USO NOS SISTEMAS DE SAÚDE PÚBLICOS

O Brasil possui, reconhecidamente, uma riquíssima biodiversidade, destacando-se sua flora com incontáveis plantas comprovadamente terapêuticas, várias delas aprovadas pelo governo para utilização, além de uma enorme quantidade em estudos pré-clínicos e clínicos pelas universidades, centros de pesquisa e laboratórios farmacêuticos.[3]

O Ministério da Saúde preparou uma relação contendo 71 plantas com princípios ativos que interessam ao SUS (Lista 1); destas, 12 integram a Relação Nacional de Medicamentos Essenciais (Rename) (Lista 2).

LISTA 1 – RELAÇÃO NACIONAL DE PLANTAS MEDICINAIS DE INTERESSE AO SUS (RENISUS)

1 *Achillea millefolium* L.
2 *Allium sativum* L.
3 *Aloe* spp. (*Aloe vera* ou *Aloe barbadensis*)
4 *Alpinia* (*Alpinia zerumbet* ou *Alpinia speciosa*)
5 *Anacardium occidentale* L.
6 *Ananas comosus* (L.) Merr.
7 *Apuleia ferrea* (Mart) Baill. = *Caesalpinia ferrea* C. Mart.
8 *Arrabidaea chica* (Bonpl.) Verl.
9 *Artemisia absinthium* L.
10 *Baccharis trimera* (Less.) DC.
11 *Bauhinia* spp. (*Bauhinia affinis* Vogel, *Bauhinia forficata* Link ou *Bauhinia variegata* L.)
12 *Bidens pilosa* L.
13 *Calendula officinalis* L.
14 *Carapa guianensis* Aubl.
15 *Casearia sylvestris* Sw.
16 *Chamomilla recutita* = *Matricaria chamomilla* L.
17 *Chenopodium ambrosioides* L.
18 *Copaifera* spp.
19 *Cordia* spp. (*Cordia curassavica* [Jacq.] Roem. & Schult. ou *Cordia verbenacea* A.DC)
20 *Costus* spp. (*Costus scaber* Ruiz & Pav. ou *Costus spicatus* [Jacq.] Sw.)
21 *Croton* spp. (*Croton cajucara* Benth. ou *Croton zehntneri* Pax & K. Hoffm.)
22 *Curcuma longa* L.
23 *Cynara scolymus* L.
24 *Dalbergia subcymosa* Ducke
25 *Eleutherine plicata*
26 *Equisetum arvense* L.
27 *Erythrina mulungu* Benth.
28 *Eucalyptus globulus*
29 *Eugenia uniflora* L. ou *Myrtus brasiliana* L.
30 *Foeniculum vulgare* Mill.
31 *Glycine max* (L.) Merr.
32 *Harpagophytum procumbens*

33 *Jatropha gossypiifolia* L.
34 *Justicia pectoralis* Jacq.
35 *Kalanchoe pinnata* = *Bryophyllum calycinum* Salisb.
36 *Lamium album* L.
37 *Lippia sidoides* Cham.
38 *Malva sylvestris* L.
39 *Maytenus* spp. (*Maytenus aquifolium* Mart. ou *Maytenus ilicifolia* Mart. ex Reissek)
40 *Mentha pulegium* L.
41 *Mentha* spp. (*Mentha crispa* L., *Mentha* x *piperita* L. ou *Mentha villosa* Huds.)
42 *Mikania* spp. (*Mikania glomerata* ou *Mikania laevigata* Sch. Bip. ex Baker)
43 *Momordica charantia* L.
44 *Morus* spp.
45 *Ocimum gratissimum* L.
46 *Orbignya speciosa* (Mart.) Barb. Rodr.
47 *Passiflora* spp. (*Passiflora alata* Curtis, *Passiflora edulis* ou *Passiflora incarnata* L.)
48 *Persea* spp. (*Persea gratissima* ou *Persea americana* Mill.)
49 *Petroselinum sativum*
50 *Phyllanthus* spp. (*Phyllanthus amarus* Schumach. & Thonn., *Phyllanthus niruri* L., *Phyllanthus tenellus* Roxb. e *Phyllanthus urinaria* L.)
51 *Plantago major* L.
52 *Plectranthus barbatus* Andrews = *Coleus barbatus*
53 *Polygonum* spp. (*Polygonum acre* ou *Polygonum hydropiperoides*)
54 *Portulaca pilosa* L.
55 *Psidium guajava* L.
56 *Punica granatum* L.
57 *Rhamnus purshiana*
58 *Ruta graveolens* L.
59 *Salix alba* L.
60 *Schinus terebinthifolia* = *Schinus aroeira* Vell.
61 *Solanum paniculatum* L.
62 *Solidago microglossa*
63 *Stryphnodendron adstringens* (Mart.) Coville = *Stryphnodendron barbatimam* Mart.
64 *Syzygium* spp. (*Syzygium jambolanum* ou *Syzygium cumini* [L.] Skeels)
65 *Tabebuia avellanedae*
66 *Tagetes minuta* L.
67 *Trifolium pratense* L.
68 *Uncaria tomentosa* (Willd. ex Schult.) DC.
69 *Vernonia condensata*
70 *Vernonia* spp. (*Vernonia ruficoma* Mart. ou *Vernonia polyanthes*)
71 *Zingiber officinale* Roscoe

LISTA 2 – PLANTAS ELENCADAS NA RELAÇÃO NACIONAL DE MEDICAMENTOS ESSENCIAIS (RENAME) PARA USO NO SUS

- *Aloe vera* (Babosa)
- *Cynara scolymus* L. (Alcachofra)
- *Glycine max* (L.) Merr. (Soja – isoflavona)
- *Harpagophytum procumbens* (Garra-do-diabo)
- *Maytenus ilicifolia* Mart. ex Reissek (Espinheira-santa)
- *Mentha* x *piperita* L. (Hortelã)
- *Mikania glomerata* (Guaco)
- *Plantago ovata* Forssk. (Plantago)
- *Rhamnus purshiana* (Cáscara-sagrada)
- *Salix alba* L. (Salgueiro)
- *Schinus terebinthifolia* (Aroeira-da-praia)
- *Uncaria tomentosa* (Willd. ex Schult.) DC. (Unha-de-gato)

A Anvisa publicou, em 2016, um documento específico denominado Memento Fitoterápico para auxiliar os profissionais que prescrevem plantas para o tratamento de saúde, contendo informações relevantes sobre o uso terapêutico e as características botânicas das plantas selecionadas. O documento contém 28 monografias de plantas, incluindo informações detalhadas sobre família, nomenclatura popular, parte utilizada da planta, contraindicações, precauções de uso, efeitos adversos, interações medicamentosas, vias de administração e posologia. Dessas 28 plantas, 17 estão na Relação Nacional de Plantas Medicinais de Interesse do SUS (Renisus).[20] A Tabela 10.1 indica os nomes científicos e populares das plantas de acordo com o Memento Fitoterápico da Farmacopeia Brasileira.

CONSIDERAÇÕES FINAIS

A utilização de plantas medicinais e fitoterápicos nos sistemas públicos de saúde tem aumentado gradativamente no Brasil. Suas ações terapêuticas comprovadas em estudos pré-clínicos e clínicos e segurança (desde que usadas corretamente) têm contribuído para a maior aceitação do uso, tanto por parte dos pacientes quanto por parte dos agentes de saúde.

Vários municípios inseriram essa estratégia nos sistemas de saúde para melhoria e maior capacidade de oferta, além da diminuição dos custos. Porém, muitos encaminhamentos acabam sendo descontinuados em função de vários aspectos, destacando-se os casos de mudança de gestão municipal.

TABELA 10.1
Espécies vegetais presentes no Memento Fitoterápico 2016

ESPÉCIES VEGETAIS: NOME POPULAR – NOME CIENTÍFICO	
Erva-de-são-cristóvão – *Actaea racemosa* L.	Espinheira-santa – *Maytenus ilicifolia* Mart. ex Reissek e *Maytenus aquifolium* Mart.
Castanha-da-índia – *Aesculus hippocastanum* L.	Maracujá – *Passiflora incarnata* L.
Alho – *Allium sativum* L.	Guaraná – *Paullinia cupana* Kunth
Aloe – *Aloe vera* (L.) Burm.f.	Boldo – *Peumus boldus* Molina
Calêndula – *Calendula officinalis* L.	Kava-kava – *Piper methysticum* G. Forst
Alcachofra – *Cynara scolymus* L.	Goiabeira – *Psidium guajava* L.
Equinácea – *Echinacea purpurea* (L.) Moench	Cáscara-sagrada – *Rhamnus purshiana* DC.
Cavalinha – *Equisetum arvense* L.	Sene – *Senna alexandrina* Mill.
Ginkgo – *Ginkgo biloba* L.	Saw palmetto – *Serenoa repens* (W. Bartram) Small
Soja – *Glycine max* (L.) Merr.	Barbatimão – *Stryphnodendron adstringens* (Mart.) Coville
Garra-do-diabo – *Harpagophytum procumbens* DC. e *Harpagophytum zeyheri* Ihlenf. & H. Hartmann	Trevo-vermelho – *Trifolium pratense* L.
Erva-de-são-joão – *Hypericum perforatum* L.	Unha-de-gato – *Uncaria tomentosa* (Willd. ex Schult.) DC.
Alecrim-pimenta – *Lippia sidoides* Cham	Valeriana – *Valeriana officinalis* L.
Camomila – *Matricaria chamomilla* L.	Gengibre – *Zingiber officinale* Roscoe

Fonte: Brasil.[20]

A utilização de plantas medicinais e fitoterápicos é uma prática muito importante, pois comprovadamente remete a resultados positivos, valorizando a cultura e o conhecimento tradicional/popular e fortalecendo o desenvolvimento da cadeia produtiva, que deve, portanto, ser incentivada. O cultivo e a distribuição de plantas medicinais, aquelas já aprovadas e sugeridas pelo governo (ver Tabela 10.1 e Listas 1 e 2), podem consistir em uma das primeiras etapas para que ocorra a viabilização da produção de fitoterápicos, envolvendo profissionais capacitados.

Por outro lado, é de extrema importância o incentivo de ações específicas de difusão entre a sociedade visando alertar sobre o uso correto de plantas, e não de forma indiscriminada, pois muitas delas causam efeitos tóxicos adversos, podendo levar a óbito, principalmente em crianças. Portanto, iniciativas como a proposta pela Univali no projeto do horto medicinal[3] são importantes para esclarecimentos e vivências da população em relação às plantas realmente medicinais e aquelas com propriedades tóxicas.

REFERÊNCIAS

1. Yunes RA, Cechinel Filho V. Novas perspectivas dos produtos naturais na química medicinal moderna. In: Cechinel Filho V, Yunes RA, editores. Química de produtos naturais: novos fármacos e a moderna farmacognosia. Itajaí: Univali; 2016. p. 323-47.
2. Newman DJ, Cragg GM. Natural products as sources of new drugs over the 30 years from 1981 to 2014. J Nat Prod. 2016;79(3):629-61.
3. Cechinel Filho, V. Medicamentos de origem vegetal: atualidades, desafios, perspectivas. Itajaí: Univali; 2017.
4. Beutler JA. Natural products as a foundation for drug discovery. Curr Protocols Pharmacol. 2019;86(1):e67.
5. Soares AAP, Silva ACR, Neto JHA, Cavalcante ALC, Melo OF, Siqueira RMP. Aceitação de fitoterápicos por prescritores da atenção primária à saúde. SANARE. 2018;17(2):40-8.
6. Cragg GM, Grothaus PG, Newman DJ. New horizons for old drugs and drug leads. J Nat Prod. 2014;77(3):703-23.
7. Matos FJA, Lorenzi H, Santos LFL, Matos MEO, Silva MGV, Sousa MP. Plantas tóxicas: estudo de fitotoxicologia química de plantas brasileiras. Nova Odessa: Instituto Plantarum; 2011.
8. Campos SC, Silva CG, Campana PR, Almeida VL. Toxicidade de espécies vegetais. Rev Bras Pl Med. 2016;18 (1 supl. I):373-82.
9. Costa NC, Barbosa Junior GC, Morais PHPR, Oliveira EG, Borges EMA, Gomes GC, et al. Fitoterápicos na atenção primária à saúde: desafios e perspectivas na atuação médica no SUS. Rev Fitos. 2019;13(2):117-21.
10. Conselho Regional de Farmácia do Estado de São Paulo. Plantas medicinais e fitoterápicos. 4. ed. São Paulo: CRFSP; 2019.
11. Carvalho ACB, Branco PF, Fernandes LA, Marques RFO, Cunha SC, Perfeito JPS. Regulação brasileira em plantas medicinais e fitoterápicos. Rev Fitos. 2012;7(1):5-16.
12. Cechinel-Zanchett CC. Legislação e controle de qualidade de medicamentos fitoterápicos nos países do Mercosul. Infarma. 2016;28(3):123-39.
13. Figueiredo CA, Gurgel IGD, Junior GDG. A Política Nacional de Plantas Medicinais e Fitoterápicos: construção, perspectivas e desafios. Rev Saúde Coletiva. 2014;24(2):381-400.
14. Ibiapina WV, Leitão BP, Batista MM, Pinto DS. Inserção da fitoterapia na atenção primária aos usuários do SUS. Rev Ciênc Saúde Nova Esperança. 2014;12(1):58-68.
15. Brasil. Ministério da Saúde. Plantas medicinais e fitoterápicos no SUS [Internet]. Brasília: MS; c2019 [capturado em 07 dez. 2019]. Disponível em: http://www.saude.gov.br/acoes-e-programas/programa-nacional-de-plantas-medicinais-e-fitoterapicos-ppnpmf/plantas-medicinais-e-fitoterapicos-no-sus/.
16. Dutra RC, Campos MM, Santos AR, Calixto JB. Medicinal plants in Brazil: pharmacological studies, drug discovery, challenges and perspectives. Pharmacol Res. 2016;112:4-29.
17. Brasil. Portal Brasil. Uso de plantas medicinais e fitoterápicos sobre 161% [Internet]. Campo Grande: Acritica; 2016 [capturado em 07 dez. 2019]. Disponível em: http://www.brasil.gov.br/saude/2016/06/uso-de-plantas-medicinais-e-fitoterapicos-sobe-161/.
18. Fontenelle RP, Sousa DM, Carvalho AL, Oliveira FA. Phytotherapy in primary health care: perspectives of managers and professionals in the Family Health Program of Teresina, Piauí, Brazil. Cienc Saúde Colet. 2013;18(8):2385-94.
19. Santos RL, Guimaraes GP, Nobre MSC, Portela AS. Análise sobre fitoterapia como prática integrativa no Sistema Único de Saúde. Rev Bras Plant Med. 2011;13(4):486-91.
20. Brasil. Agência Nacional De Vigilância Sanitária. Memento fitoterápico [Internet]. Brasília: Anvisa; 2016 [capturado em 07 dez. 2019]. Disponível em: http://portal.anvisa.gov.br/documents/33832/2909630/Memento+Fitoterapico/a80ec477-bb36-4ae-0-b1d2-e2461217e06b/.
21. Brasil. Agência Nacional de Vigilância Sanitária. Documento irá orientar prescrição de fitoterápicos no Brasil [Internet]. Brasília: Anvisa; 2016 [capturado em 07 dez. 2019]. Disponível em: http://portal.anvisa.gov.br/noticias/-/asset_publisher/FXrpx-9qY7FbU/content/memento-fitoterapico-estimula-uso-de-plantas-medicinais/219201?inheritRedirect=false.
22. Brasil. Ministério da Saúde. Política e Programa Nacional de Plantas Medicinais e Fitoterápicos [Internet]. Brasília: MS; 2016 [capturado em 07 dez. 2019]. Disponível em: em: http:// bvsms.saude.gov.br/ bvs/publicacoes/ politica_programa_nacional_plantas _medicinais_fitoterapicos.pdf/.

23. Brasil. Agência Nacional de Vigilância Sanitária. Farmacopeia brasileira [Internet]. Brasília: Anvisa; c2019 [capturado em 07 dez. 2019]. Disponível em: http://portal.anvisa.gov.br/farmacopeia/.
24. Antonio GD, Tesser CD, Moretti-Pires RO. Phytotherapy in primary health care. Rev Saúde Pública. 2014;48(3):541-53.
25. Lima-Saraiva SRG, Saraiva HCC, Oliveira-Júnior RG, Silva JC, Damasceno CM, Almeida JRCS, et al. Implantação do programa de plantas medicinais e fitoterápicos no sistema público de saúde no Brasil: uma revisão de literatura. Rev IPI. 2015;1(1):1-11.

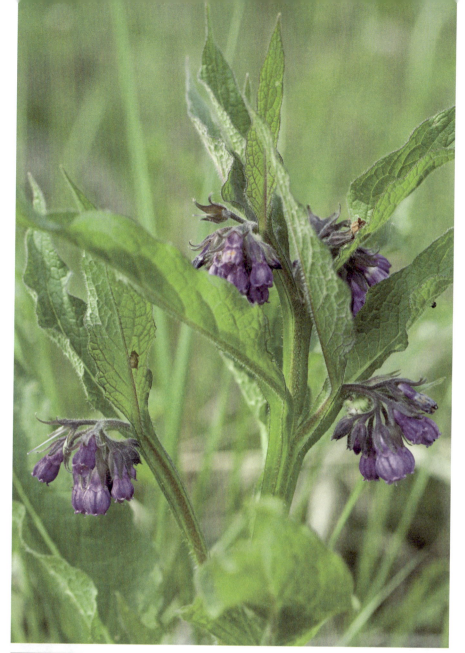

FIGURA 4.1
Partes aéreas da planta *Symphytum officinale* L., conhecida como confrei.
Fonte: Shutterstock/dabjola

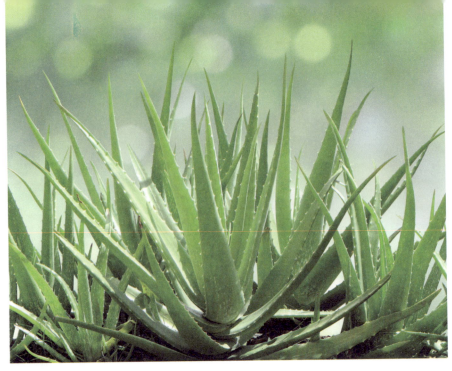

FIGURA 4.2
Partes aéreas da *Aloe vera* (babosa).
Fonte: Shutterstock/deawss

FIGURA 4.3
Partes aéreas de *Heteropterys tomentosa* (nó-de-cachorro).
Fonte: Shutterstock/Vinicius R. Souza.

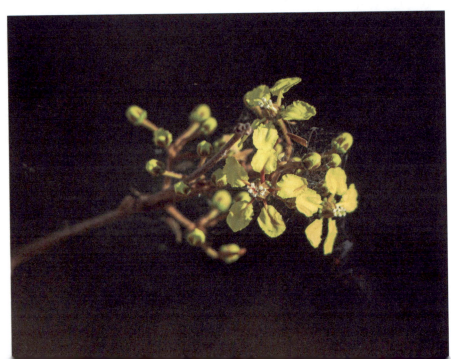

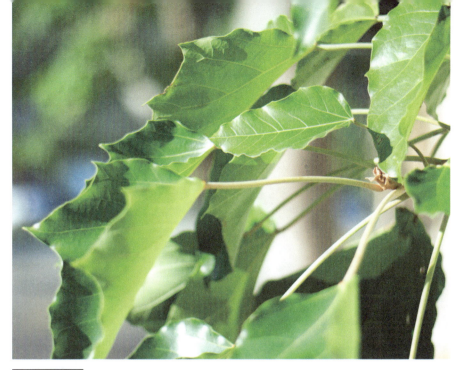

FIGURA 4.4
Partes aéreas da planta *Aleurites moluccanus* (L.) Willd. (nogueira-da-índia).
Fonte: Imagem gentilmente cedida por Cleiton Marcos de Oliveira.

FIGURA 4.6
Partes aéreas de *Cordia verbenacea* A.DC. (erva-baleeira).
Fonte: Shutterstock/James Jeong.

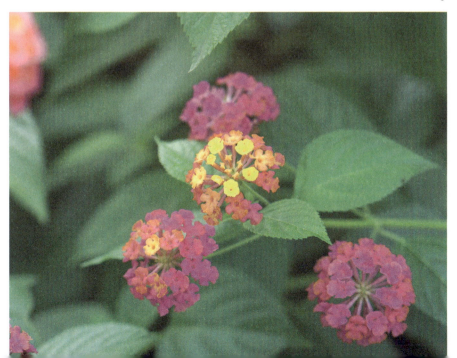

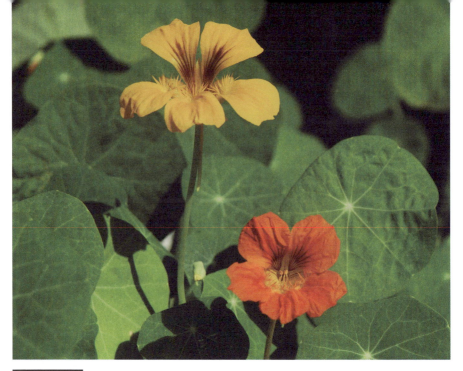

FIGURA 9.1
Capuchinha.
Fonte: Shutterstock/Fatima Gheller

FIGURA 9.2
Ora-pro-nóbis.
Fonte: Shutterstock/Nancy Ayumi Kunihiro

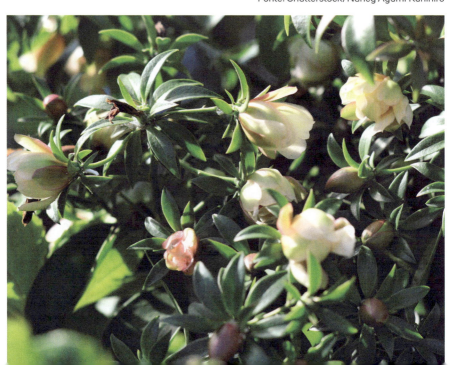

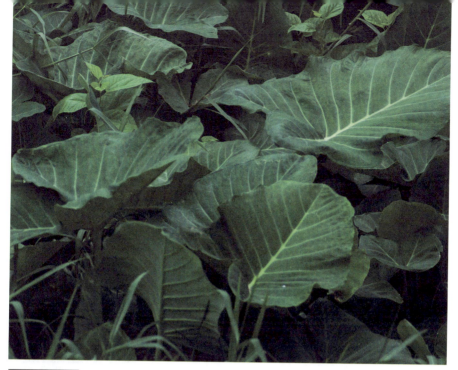

FIGURA 9.3
Taioba.
Fonte: Shutterstock/Miriana Stumpf Linck

FIGURA 9.4
Dente-de-leão.
Fonte: Shutterstock/Kasabutskaya Nataliya

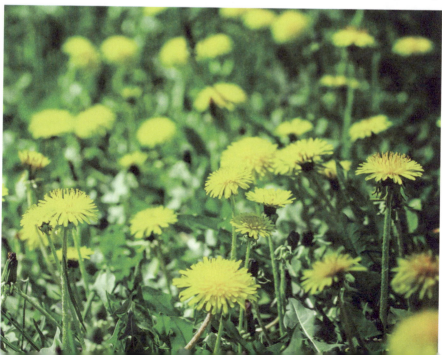

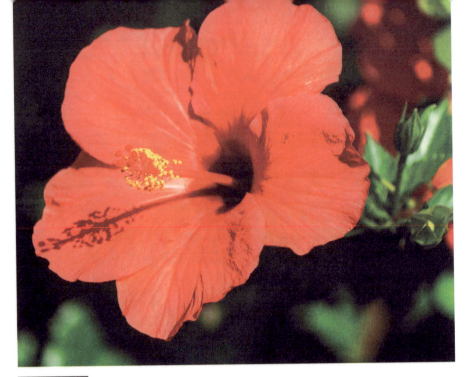

FIGURA 9.5
Hibisco.
Fonte: Shutterstock/Byron Ortiz

FIGURA 9.6
Folhas da batata-doce.
Fonte: Shutterstock/Aummarit

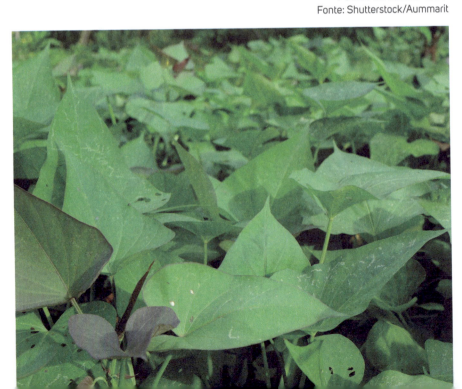

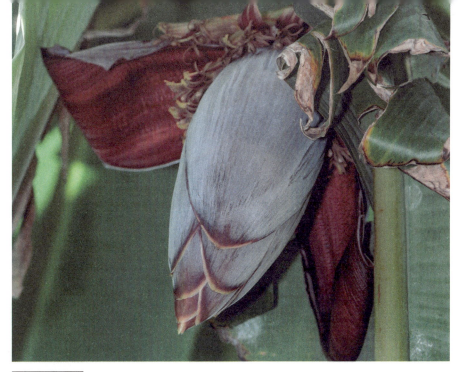

FIGURA 9.7
Coração-de-bananeira.
Fonte: Shutterstock/Nick Pecker

FIGURA 9.8
Peixinho.
Fonte: Shutterstock/All for you friend

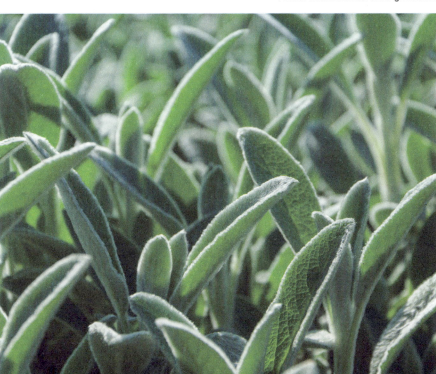

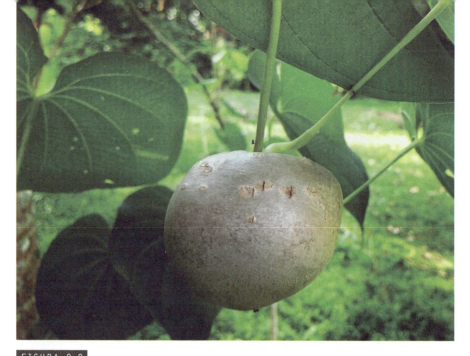

FIGURA 9.9
Cará-moela.
Fonte: Shutterstock/Rizki Rizki

FIGURA 9.10
Tanchagem.
Fonte: Shutterstock/Ben Bryant

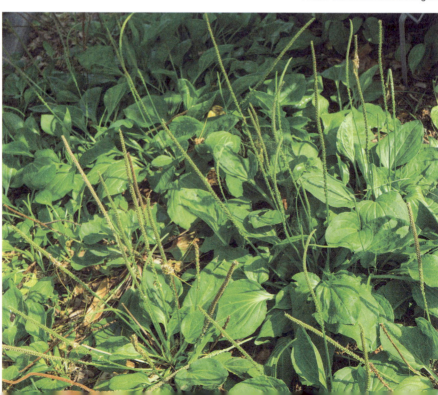

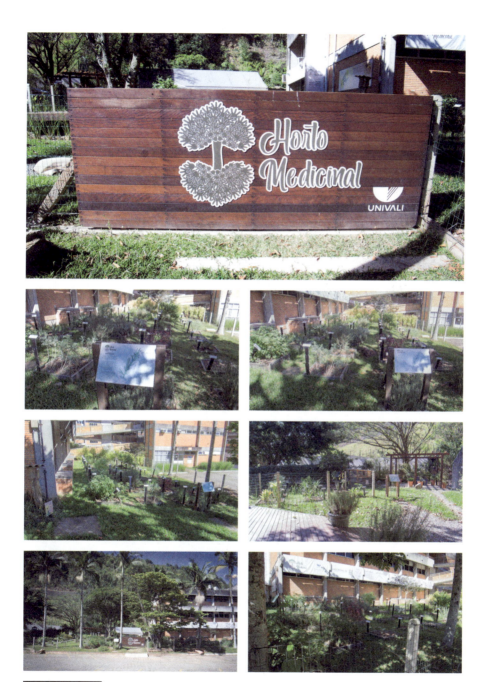

FIGURA 10.2
Vista parcial do horto medicinal Univali, no *campus* da Univali (Itajaí, SC).
Fonte: Fotografias gentilmente cedidas por Cleiton Marcos de Oliveira.

IMPRESSÃO:

PALLOTTI
GRÁFICA

Santa Maria - RS | Fone: (55) 3220.4500
www.graficapallotti.com.br